◎燕京医学流派传承系列丛书◎

国医大家王鸿士临床经验集

主 编 王国玮

U0346093

中国中医药出版社

·北 京·

图书在版编目（CIP）数据

国医大家王鸿士临床经验集 / 王国玮主编 . — 北京：
中国中医药出版社，2019.10
（燕京医学流派传承系列丛书）
ISBN 978-7-5132-5659-9

Ⅰ . ①国… Ⅱ . ①王… Ⅲ . ①中医临床—经验—中国
—现代 Ⅳ . ① R249.7

中国版本图书馆 CIP 数据核字（2019）第 162546 号

中国中医药出版社出版

北京经济技术开发区科创十三街 31 号院二区 8 号楼
邮政编码　100176
传真　010-64405750
三河市同力彩印有限公司印刷
各地新华书店经销

开本 880×1230　1/32　印张 8.75　彩插 0.25　字数 203 千字
2019 年 10 月第 1 版　2019 年 10 月第 1 次印刷
书号　ISBN 978-7-5132-5659-9

定价　39.00 元
网址　www.cptcm.com

社 长 热 线　010-64405720
购 书 热 线　010-89535836
维 权 打 假　010-64405753

微信服务号　zgzyycbs
微商城网址　https://kdt.im/LIdUGr
官方微博　http://e.weibo.com/cptcm
天猫旗舰店网址　https://zgzyycbs.tmall.com

如有印装质量问题请与本社出版部联系（010-64405510）
版权专有　侵权必究

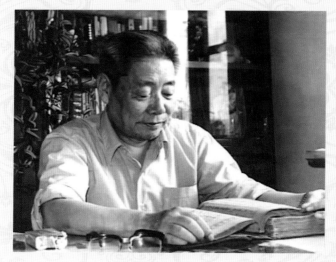

王鸿士在学习中

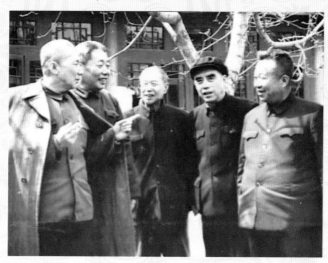

王鸿士参加学术会议

（左起：关幼波、王鸿士、赵炳南、董德懋、刘渡舟）

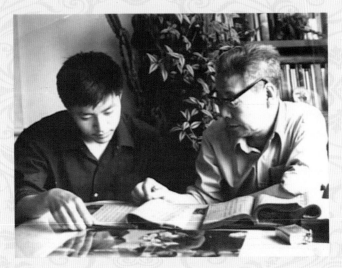

王鸿士指导学生学习

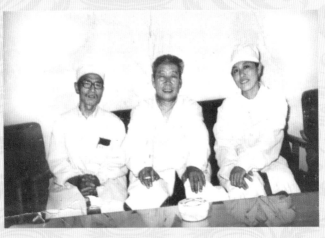

王鸿士与同事工作合影

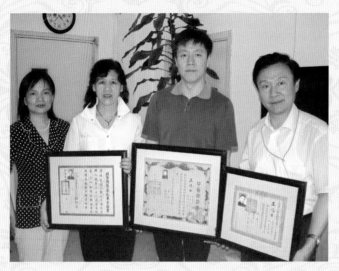

王鸿士名医工作室成员

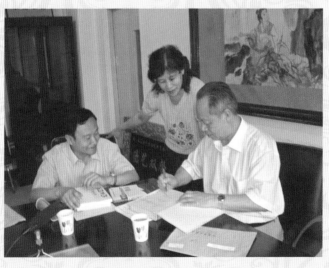

工作室成员访谈李乾构（右一）

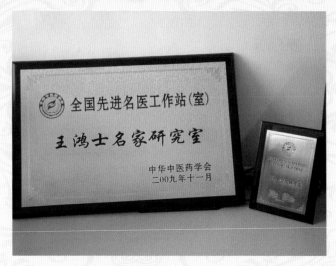

王鸿士名医工作室

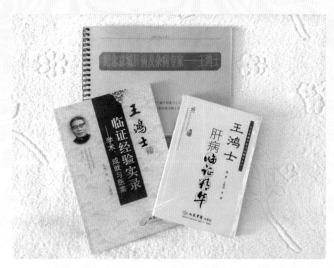

王鸿士出版的出版著作

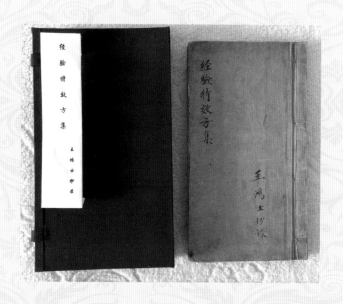

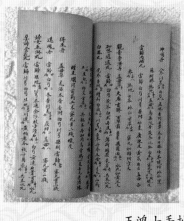

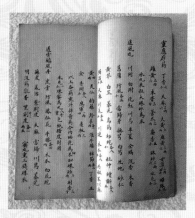

王鸿士手抄经验特效方集

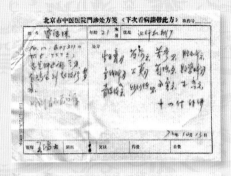

王鸿士医案

缅怀中医肝病大家王鸿士

姚淑香

2019 年 4 月 30 日是恩师王鸿士先生 100 周年诞辰的日子。斗转星移,老师已经离开我们 34 年之久,但老师的音容笑貌经常在我眼前浮现,老师的谆谆教导经常回响在我耳边。老师有精湛的医术、高尚的品格,老师是严谨的恩师、治病救人的大医。

1974 年一个秋高气爽的日子,由时任北京市卫生局局长金茂月主持,在中华医学会礼堂召开的拜师大会上,我有幸正式成为王老的学生。

王老师身材魁梧,双目炯炯有神,给我的第一印象是有点严肃。对于刚出校门的我,能成为老师的学生,虽然心情激动不已,但不免还是有点害怕、拘谨。

王鸿士老师出身天津医学世家,自幼受到父辈医术熏陶,立志以岐黄济世。青年时期考入北平国医学院,毕业后先后师从京城四大名医之一的孔伯华及前清御医瞿文楼,学习刻苦认真,得到两位大师的真传,医术精益求精。他致力于中医事业,勤求古训,博采众方,经过几十年的探索钻研,积累了丰富的临床经验,形成了独特的辨证施治理论体系,治病救人无数。王鸿士老师在中医界早已声名卓著,仍坚持每天读书不倦,谦虚好学,取同道之长,补自己之短,为中医事业做出了卓越的贡献。尤其在诊治肝病方面，他独创治疗肝病三法"平亢""补衰""疏郁"。王老在诊治肝病过程中，尤为重视祛邪扶正。他认为急性肝炎的病因是温热或湿温所致，是温热病或湿温的特殊表现，在治法上首先以清热利湿、清肝理气、祛邪为主，给邪以出路病自愈。慢性肝炎病程较长，病情复杂，辨别虚实非常重要，王老强调虽久病多虚，但余邪未尽，需要四诊合参、认真辨证，治法在扶正的基础上，仍要重视清利湿热、祛除余邪。肝硬化、肝硬化腹水是肝脏疾病发展较为严重的阶段，病情复杂，临床表现虚实相间，治疗棘手。王老认为其病机要害皆在郁结，正虚邪实为多，治法应以扶正祛邪、攻补兼施为要，临床上取得了非常好的疗效。

王老在多年的临床诊疗中，重视辨证与辨病相结合，在遵循中医四诊八纲、辨证施治的同时，接受新知识，学习西医学，结合西医化验检查指标，抓主证，诊疗效果奇佳。王老为中医事业奉献了毕生的精力，为改革中药剂型亦进行了多年的潜心研究，"肝炎一号""肝炎二号"的问世，使治疗肝病的针剂有了重大的突破。王老不但对治疗肝病积累了丰富的临床经验，对一些内、外、妇、儿科疾病也积累了丰富的临床经验，尤其对一些疑难重症，如慢性溃疡性结肠炎、血小板减少性紫癜等疾病，都探索出自己独特的诊疗思路，治愈的病例不胜枚举。

王鸿士老师治学严谨，重视人才培养和中医经验的传承，毫无保留地把自己积累几十年的经验传授给后人。我在跟随老师学习期间，不但学到了老师的学术思想、临床经验，更学到了他的至高品德。老师为人正直，严于律己，做事一丝不苟，经常告诫我行医重德。比如，他出门诊时，自己的亲属熟人一定按顺序就诊，不予任何额外照顾；对病人不分高低贫富，一视同仁；处处为患者着想，经常为患者加号，不能正常下班；临证处方时尽量为患者节省，做到少花钱治大病；对于肝硬化腹水的病人，必亲自查体、触诊，测量腹围。身教胜于言教，老师的行动时时感染着我。平时老师对我的要求非常严格。有一次，我在门诊为一名女性患者写病历，老师看过后，问我女病人为什么没写月经周期，并告诫说："女性病人一定要问'经带胎产'，这关乎病人的安全和具体用药。学不厌精，治病救人马虎不得，一定要认真细心。"四十多年过去了，老师的教导一直铭记于心。

我自己的一次患病经历至今难忘。有一天早上起来，我感觉双目奇痒难忍，西医诊断为过敏性睑缘炎，用了多种眼药、激素，未效。老师知道后，批评我说："理论要联系实际，学而致用，自己学中医都不付诸实践，怎么能学好中医呢？"随即给我开出两种中药，服后症状很快消失。老师说："中医就要辨证施治，用当通神。"在跟随老师学习的日子里，老师精湛的医术一次次让危重症患者起死回生，正是中医药神奇的疗效坚定了我学好中医的信念。

在王老100周年诞辰之际，作为王老的学生，回忆这些与老师共同度过的美好时光，不禁感慨万千！老师不仅教给我高超的医术，他的学术思想和高贵品质更使我终身受益。老师的治学态度、孜孜不倦的治学精神永远激励着我。

王鸿士先生是我永远的恩师，我将永远怀念您。

（《中国中医药报》2019年4月24日第8版）

学术精湛、医德高尚的名医王鸿士

郭世滋　王国玮

王鸿士主任医师（1919—1985），河北武清人，北京市名老中医，肝病和杂病专家。幼承家技，攻岐黄之术，15岁即随父应诊；一生刻苦，学识渊博，具有系统的中医理论和深厚的实践功底；业精于内、妇、外、儿科疑难杂证，尤擅以辨证之法，论治肝、胆、胃、肠消化系统疾病，颇多独到见解和临床经验。王老所创治疗肝胆病诸方具有显著临床疗效，在患者和医界之中颇负盛誉。

王老1940年就学于北京国医学院，投师北京著名中医孔伯华门下，深得孔氏医治温热病之长，验之临床效亦卓著；1944年毕业后，再拜前清太医瞿文楼为师，师其德高业精功底深厚，得其真传；1952年创办并主持地区联合诊所；1956年开始，曾先后任北京中医研究所副所长、北京中医医院内科副主任、北京第二医学院副教授、北京市卫生技术干部科研职称评定委员、中华全国中医学会理事和北京市分会理事、中国红十字会北京分会理事、人民卫生出版社中医图书编辑、中医古籍整理委员会委员、光明中医函授大学顾问、《北京中医》杂志顾问等职。

王老于1961年加入中国共产党，从医五十余载，常以治病救人为己任，德能并重，屡起沉疴，深得广大患者之敬重，曾先后多次被评为先进工作者，出席区、市、中央级群英会，获得奖励与表彰。

王老长期从事临床、教学工作，积累了很多宝贵而有特色的经验体会；述而有作，治学严谨而又惜墨如金；学习张石顽著《张氏医通》历数十年，多次易稿，引以为鉴，从不轻率下笔。经王老认真总结和整理，曾发表有关中医治疗肝炎、肝硬化腹水、胃肠病、冠心病、脑血管病等多篇论著，分别刊载、辑入《中医杂志》《北京医学》《北京第二医学院学报》《北京市老中医经验选编》等书刊。

王老一向推崇张仲景"勤求古训，博采众方"之旨，身体力行，临床、教学都要求言之有据，强调诊疗技术须有功底，要勤求内、难，学有渊源。王老经常叮嘱后学，除四大经典外，还应该精读一两部专著，《冯氏锦囊秘录》和《医宗金鉴》是王老经常称道和阅读的，视之为中医的诊疗手册，并将其作为临床与教学的参考书。王老还推崇金元四大家之各有突破，各有专擅之长，尤其推崇李东垣和朱丹溪学说，师其"人以胃气为本"，重脾胃的主张，师其"阳常有余，阴常不足"之学说，重视外来六淫和内生六郁之害。昔人"外感师仲景，内伤法东垣，杂病宗丹溪，热病取河间"之经验，在王老的医学实践中得到了再现。王老的学术主张和医学实践是一致的，主张不拘一格，独自成派；主张医学要发展、学术要交流、剂型要改革，不能故步自封。

王老于临床重视病因、病机分析，重视病因治疗。大凡急诊、新病，多有外来六淫之邪及内生六郁之害，或因病生郁，或由郁生病，多数体实证实。由于浊邪害清、正邪不两立，是故有邪即应祛邪，早祛邪胜于晚祛邪，祛邪有利于扶正，但须谨记"虚虚实实"之戒，详察病因、病位、病性、病势，稳、准、适度地遣方用药。在这里"大积大聚,其可犯也,衰其大半而止"的名训是值得深思的。

对急性病、温热病,王老赞同刘河间力主"六气皆从火化"。火热是导致多种病候的原因,病机十九条中,有十条火热为患的病机,超过了十九条的一半,内生诸郁多从火化确是事实。有鉴于此,王老对内伤和外感,对虚热和实热有特殊研究。其在用药特点上表现为喜用寒凉清热,喜用泄热养阴之品。而实际上,王老这一特点是表现在辨病、辨证相结合的基础之上,有固定的范围。

在急性热病或温热病范围内,王老对急性、迁延性肝炎及慢性活动性肝炎,善用金银花、蒲公英、连翘、败酱草诸药作为主攻药,与群药配伍,降酶、缓解病情。对慢性活动性肝炎或表现为脾肾亏虚者,又善以人参、黄芪、茯苓、白术、墨旱莲、女贞子之类降浊、降絮,双补脾肾。整个降浊、降絮抑或降酶、退黄是依证立法。清热、利湿、健脾、补肾诸法,谨守病机,随证变法,并行不悖。

外感热病,如果恶寒重、发热轻、鼻塞、多流清涕、头身疼痛明显,王老常以辛温达表之法,用荆芥、苏叶、羌活、白芷诸药,并非一味辛凉,更非寒热错投、偏执一说。令人满意的疗效是最有力的证明。

医治心身病,王老首重调情志,善以郁证理论辨治,强调"郁则闭,宣乃通"。五志或七情太过,常可郁而化火,灼津为痰;血随气滞,经脉不畅。对此郁证,王老善用理气疏郁之味施以"通法",着眼气血辨证。气为血帅,血随气行,气机和顺,经脉通畅,人即不病。常言"气有余便是火","气顺火自降",王老认为气滞血亦滞,只要郁滞存在,疏郁化滞的气分药在所必用,经常选用杏仁、枳壳、青皮、陈皮、香附、乌药、厚朴等药。王老临床五十余载，之所以善用理气，多用理气，而未见气分药辛燥香窜、助热伤阴耗气之弊，要在善用而非妄投。疏肝的同时，用柔肝之法，配伍白芍限制理气药之香燥。郁而有热可选加牡丹皮、栀子清肝胆之热，加黄芩、黄连清胃肠之热。因病而郁，虚证和郁证并存，本虚标实者，标本兼顾，犹如五味异功散之四君子加陈皮，一贯煎之补肾药加川楝子。王老合理地使用理气药，协同群药，一举双关，把疏郁理气法和气分药的应用提高到应有地位。

王老还善治胸痹和冠心病。他强调阳微阴弦，本虚标实是本病的病机特点。脏腑虚损为本，主要表现为五脏的气虚、阳虚、血虚、阴虚；由此导致的痰浊瘀阻、肝郁气滞、气滞血瘀为标，主要表现为心阳不振和心脉瘀阻不通。胸闷、心痛、心悸常为具体的症状表现。治法常以温振心阳、补虚扶正（心、肝、脾、肺、肾）法为主，通脉活血、豁痰泄浊为辅，气分药也常配伍应用，相互结合。发病时，王老经常以瓜蒌薤白桂枝汤为基本方，选加半夏、杏仁、厚朴、枳壳、郁金、丹参等味，要在顾护心、肾，温通心阳，这是对冠心病、心绞痛等症不可缺少的认识；在缓解期，王老又以八珍汤、生脉饮、二至丸、八味地黄丸为基本方。

理气法和气分药的应用，有明确的补气、降气、行气、升陷之分，绝非行气一法所能概括。"气以通为补，血以和为补"，"气血之性宜动不宜静"是说气贵宣通、血贵和畅，气血生化不息，是人身赖以生存的物质基础。临床常见气滞而血滞，气虚血亦滞，因病生郁者有之，由郁而病者亦有之。这提示"气血冲和，万病不生，一有怫郁，诸病生焉，故人身诸病多生于郁"的丹溪见解独具匠心慧眼，是故为医者不可不知气化。丹溪认为"病之属郁者，十常八九，但病因有别"，即是指此。近年来，多学科、多病种广泛地引用"活血化瘀"，古法今用，大多取得了好效果，不能不说这是丹溪思想的延伸和发展。观今学者，多重视动物实验，重视实验室检查，重视血流变，重血不重气，王老不无怅然遗憾之感。然可以欣慰的是，理气活血依证立法，疗效较高，这是事实，可以断言，气血并重，气与血取得同等重要地位，理气法与活血法将受到同等重视。二者不可偏废，也不可偏执。

王老的诊疗经验也可以这样来概括：祛邪扶正，唯证是从，法随证出，药随法下；不墨守成规，不固执己见，不盲目地追赶时髦；重视古今医案和其他医药文献。以治疗肝硬化腹水为例，本病脾、肺、肾虚为本宜补，肝脏硬化为肝之积，加之腹水量多，总属臌胀，又需加用软坚散结、行水消胀之法，标本兼顾。王老曾治一鲁姓少儿，肝硬化腹水，以臌胀病就诊，常规辨证，常规健脾补肾、行水消胀，随症加减用药，疗效不满意。王老仿己椒苈黄丸、五苓散方义治之，在原方基础上加杏仁、麻黄、桑白皮、葶苈子等味，患者服药后肿胀明显减轻。盖此病患发病较急，腹胀膨隆，喘息不能平卧，喘憋而有明显的胸腹水，为脾肺两虚、水气上犯之候，故宜该法开降肺气、健脾利水，用之获效。药用麻黄、杏仁、桑白皮、葶苈子等配伍，开肺、行水、利尿，犹提壶揭盖，有助腹水的消除。后见尿少，肿胀明显，气虚表现亦见明显，加生黄芪30g未效，加至60g，尿多，肿胀消。另有慢性活动性肝炎合并胆汁淤积性黄疸患者，一时间病情加重，常规辨治疗效不满意，因其面黄少光泽，四末欠温，给附桂剂，按阴黄治疗获效。

气血辨证是重要的诊疗思路，活血化瘀确是重要的治疗大法。古往今来应用于内、外、妇、儿诸科，取得了很多满意的或意想不到的疗效。但是，其中也不乏医者盲目地扩大范围，超常剂量地应用，以至于一时间丹参走俏，市场上脱销，乃至破坏性地药源采挖，不可避免地，也曾出现有出血倾向的副作用，应当引以为戒。

王老一向强调中医理论要发展，学术水平要提高，理论和实践是相辅相成的。王老年逾六十岁时，越发重视古今医药文献，订有《中医杂志》等期刊，关心并钻研中医学术动态和进展，遇有危、急、重、疑难病症，效果不满意时，常去医案、医药文献中找思路、找答案。为了提高疗效、节省药源、方便医患，他还致力于有效方剂的筛选，致力于注射用中药针剂的研制，其中清肝Ⅰ号、清肝Ⅱ号、养肝Ⅰ号的汤剂和针剂研究是有成效的。于今王老谢世已历六个寒暑，思及王老生前的治学精神，缅怀王老的医德医风、医学实践活动，深知老中医都有自己最可宝贵而有特色的精神财富与物质财富，值得我们继承、整理和发扬。

（《北京中医杂志》1991年第6期）

当前中医教育再思考
——从京城名医王鸿士成才之路谈起

刘宁　王国玮　李文刚　章红英

北京地区已故名老中医王鸿士是 20 世纪 80 年代中期著名肝病和杂病专家。王老曾任北京中医医院内科副主任、主任医师，北京第二医学院教授，北京市卫生技术干部科研职称评定委员；历任中华全国中医学会理事和北京市分会理事、中国红十字会北京分会理事、人民卫生出版社中医图书编辑、中医书籍整理委员会委员、光明中医函授大学顾问《北京中医》杂志顾问等职。

王老长期从事临床、教学工作，他的学术思想和丰富的诊疗经验以及对肝病治疗方面的独到之处，使其在北京地区中医肝病名家中享有重要的学术地位。王老的成长经历和求学过程对于他以后在肝病领域取得的学术成就有着重要影响。

求学之路多元化

王鸿士（1919—1985），河北武清人，出身于世医之家，其祖父、父亲都是在当地享有盛名的中医。他自幼秉承家技，15岁即随父应诊看病。1940 年，正值青年时期，他就学于萧龙友、孔伯华共同创办的北京国医学院，接受为期四年的正规学院式教育，系统地学习中医基础课程，大量阅读中医经典医籍、病案，这使他养成了治学严谨、勤奋刻苦的作风，使其具有了较高的中医理论素养和深厚的临床实践功底。1944 年他再拜前清御医瞿文楼为师，侍诊听讲，细心揣摩，得其真传。王老的学医之路，既系统又具有多元化、学术功底深厚扎实的特征，是其日后成为中医名家的重要条件之一。

精研经典勤实践

王氏一生勤奋，既重视中医经典，精研历代中医文献，《黄帝内经》《难经》《伤寒论》《金匮要略》及温病著作以及历代医学名著均用心研读；又带着问题学，从临床实际出发，志在不断提高临床疗效，解决临床诊断治疗中的难点。王氏推崇张仲景等古代医家、先贤的治学精神和学术主张，景仰他们的丰功伟绩。这又是他立志成名的心理基础。

王老从医五十余年，重视中医经典研究。他尊古读经，勤求古训，贵在一个博字，贵在学有渊源。同时他博采众方，善于继承各家学术思想。

王老的成功与其勤于学习、勤于实践是分不开的。在长期的临床实践中，王老在肝病领域积累了丰富的经验，在内科、妇科、儿科，均有所建树。他诊治急性肝炎、迁延性肝炎及慢性活动性肝炎，从脏腑、气血、阴阳变化的生理病理规律及相互制约、相互滋生的辩证关系出发，形成一整套自己的辨病、辨证用药规律。善于继承和不断创新，这也是王鸿士成为京城名医的重要因素。

中医教育再思考

现代大学教育是在西方形成的一种独特而成功的教育体系，

它对于西方近现代科学文化的发展和社会进步产生了巨大的作用，但现代的中医大学教育却显露出薄弱点。因为中医学实际上是一门不完全等同于西方医学的学科，其哲学性、实践性、经验性、综合性很强，对学习者的个体素质，如悟性、灵气要求很高。

回顾过去名医的成长之路，无论是自学还是跟师学习，经历的都是传统中医培养的模式，接受的基本内容就是中医四大经典、古代中医文献以及古代哲学、历史和古文知识，经过长期的跟师学习、临床实践和体会领悟，而后才得以成才。当初引进西方大学教育模式以培养中医人才，初衷是应该肯定的。但中医的大学教育，应该在传统的西方模式之外，建立新的体系，进行有益的尝试。现代文明对中国大众产生了巨大影响，他们的文化素养也在传统与现代的撞击中发生着变化，由此也在不断改变着他们对中医的需求。现代中医教育对人才的培养与过去的不同之处在于，年轻一代在学习中医之前都接受过从小学到高中的现代科学、文化的教育，现代科学的思维方式已基本形成，很难像过去的中医那样从一开始就接受中国传统文化，与中医的思维没有任何隔阂。这一代对事物的认识更习惯于直观和客观，习惯于逻辑分析，他们对中医的疗效和作用机制限于阴阳层面的解释感到困惑。现代科学的思维方式是以还原论为基础的，必然对以整体观为基础的中医学习造成一定影响，对中医理论的把握难免会有东西方思维的碰撞。学习需求由社会需求所决定，因此，随着社会对中医教育需求的变化，高等中医教育改革是当前的重要课题，课程计划、课程内容是教学改革的重要内容，教育方法的改革推广是当前中医教育改革的关键环节。

探索教学新方法

首都医科大学在 2006 级中医本科生的教育培养上实行导师制，在学院式系统学习的同时，在导师指导下，学生进行有计划的自主学习，保障中医专业本科教学目标的完整实现，目的在于培养学生的自主学习能力和临床实践能力。早期由导师带领学生有计划地参与临床实践，这不仅有利于提高学生的临床水平和巩固专业思想，还可将枯燥乏味的中医理论和概念在生动、直观的临床中加深理解，使医学生主动参与教学过程，培养终生学习的能力和良好的职业素质，增加医学生的参与意识与动手机会，从而使学生在毕业后能够在上级医师指导、监督下，从事安全有效的医疗实践。我们以"学生自主学习能力的培养与导师制的实施"为题开展校长基金教改课题的研究，并在北京市中医管理局推行北京中医药"薪火传承 3+3 工程"中，从如何继承王老学术思想和临证经验以及王老的名医成才之路入手，探索培养中医药优秀人才的现代教育模式。

用历史的眼光看名医的成才之路，归于一点，那就是无论师传、家传、自学，还是现代中医教育，其共同点就是必须以实践为本，加强临床能力的培养。这是保证高等中医教育培养应用型人才的关键。在中医本科生推行导师制，力求解决的是当前中医本科生在院校培养过程中，中医临床思维训练和临床实际解决问题能力不足的缺憾，以多途径、多手段构建临床训练体系，目标是为院校培养出具有现代良好职业素养和临床能力的中医师。中医教育过程中，还应注意加强思想品德、医德医风、团结协作等综合素质的培养；应按照中医独特的培养和成才规律，通过对学生中医传统文化的培养和熏陶，提高医学生中国传统文化整体素养。

　　进入 21 世纪，提高中医本科生的临床实践能力，培养素质高、能力强的中医专业人才，是高等中医学教育发展的趋势。名医目标的培养，需要毕业后的继续教育使之不断成长，也需要专科的培养以及个人长期不懈的努力。我们的探索实践仅仅刚开始，希望能在实施中摸索出 些适合现代中医教育的教与学的方法，及其评价的方法。

目 录 ❦

医家传记

一、家学启蒙与学院经历

王鸿士先生生于 1919 年，出生于天津武清一个世代行医的家庭，他的祖辈七代为医，其祖父、父亲都是当地有名的老中医。家庭的氛围潜移默化地影响着年幼的王鸿士，也在他幼小的心灵里埋下了扶伤济困、行医治病的种子。15 岁的王鸿士就已经随父应诊看病，侍奉左右了。这段时间他在家庭的熏陶下，父亲的指导下，主攻岐黄之术，而这也为他日后的行医之路打下了坚实的基础。家学对王老的影响，今天我们能了解到的只有这些，更多的关于王老早年学医经历的资料涉及的都是他拜师求学的内容。

王老生活的二十世纪三四十年代，在中国的历史上是一段动荡的岁月。这不仅表现为连年的战争和外敌的入侵，也表现在思想和文化领域。1919 年在北平（今北京）暴发了一场波及整个中华大地，并影响深远的事件——五四运动。这场运动掀开了中国声势浩大的文化西学革命的序幕，而与之相呼应的另一结果便是传统文化遭受到了学术界前所未有的批判。也就是从这个时候开始，与传统历史、传统文化有关的一切都被怀疑甚至否定，中医自然也在其中。

对中医的怀疑和否定从 20 世纪初年就已开始。随着国家命运的颠沛流离、每况愈下，华夏文化的所有成果均遭到了不同程度的质疑。同时，随着外来西方文明的不断引进，这一趋势愈演愈烈，而对此推波助澜者甚至包括我们熟知的一些大学者。近代第一位提出废除中医的人就是著名学者俞樾，他于 1879 年开始撰写《俞楼杂纂》一书，共 50 卷，其中的第 45 卷里专有《废医论》一文。这可谓开批判中医之先河，随后对中医的贬斥、误解便不断生发。1915 年，陈独秀在《新青年》的创刊号上发表了《敬告青年》一文，文中他对中医有如此评介："医不知科学，既不解人身之构造，复不事药性之分析，菌毒传染，更无闻焉，惟知附会五行、生克、寒热、阴阳之说，袭古方以投药饵，其术殆与矢人同科。其想像之最神奇者，莫如'气'之一说，其说且通于力士羽流之术，试遍索宇宙间，诚不知此'气'之为何物也！"新文化运动中的旗手都如此看待中医，整个运动的导向就可想而知了。1922 年、1926 年鲁迅先生又在其《呐喊·自序》和《父亲的病》两篇文章中对中医进行了严厉的批评，他说："中医不过是一种有意或无意的骗子。"郭沫若先生也曾在公开报刊上说："中医和我没缘，我敢说我一直到死决不会麻烦中国郎中的。"类似的言论，胡适、傅斯年等人均有提及。发几句牢骚倒还在其次，可是一次次废除中医的命令、举动却也接连兴起，可谓如火如荼。

1912 年，中华民国刚刚成立，当时的北洋政府在新颁布的学制和学校条例中只提及了西医学校，而将中医排除在外，制造了著名的"教育系统漏列中医案"。1913 年，北洋政府的教育总长汪大燮进一步提出，要废除中医中药，并在教育部公布的教育规程中弃置中医教育。1929 年，汪精卫就任国民政府行政院院长，在 2 月召开的中央第一次卫生委员会议上，余云岫抛出《废止旧医以扫除医事卫生之障碍》的提案，说："旧医一日不除，民众思想一日不变，新医事业一日不能向上，卫生行政一日不能进展。"他还提出要停止中医登记，禁止开设中医学校，禁止宣传中医等等。这样的一个提案在会上居然予以通过，随即当局即做出取缔中医的决定。三次政令让全国医界仁人志士感到愤慨，先后有扬州中西医学研究会创始人袁桂生、上海神州医药总会会长余伯陶、华北中医请愿团代表孔伯华等老中医发表言论，或组织请愿、抗议活动，坚决反对这种不符合历史事实的举动并据理力争。

在这样的社会背景下，中医在艰难地跋涉、发展，而对于一个青年人来说，是沿着前人的足迹迎难而上，还是顺应时代大潮的涌动，随声附和，成了一个不得不面对的问题。年轻的医者王鸿士，当然也不例外。也许是因于家庭教育的熏陶，也许是七代行医的家族使命的召唤，也许是怀揣着对中医学的无限热爱，也许是对民族文化的坚守和执着，王鸿士毅然决然地选择了迎难而上，选择了一条注定艰难的行医之路。1940 年，他考入北平国医学院，开始了 4 年中医的学院教育生涯。

北平国医学院是京城名医孔伯华、萧龙友合力创办的中医医学院。它产生的深刻社会背景就是上文所提到的 1929 年中央第一次卫生委员会议，由于政府提出废止中医，两位中医学人深感时局之艰辛，于是力主创办中医学院，以培养中医人才、壮大中医队伍、扩大中医影响、光大中医文化。

1930 年北平国医学院成立，并开始招生。学院由萧龙友任董事长，孔伯华为院长，董事为杨浩如、张菊人、金书田、左季云、汪逢春、韩一斋、刘一峰等，院址设在西单北白庙胡同。学院虽然是第一次开办，但办学章程、入学考试、录取名额、授课内容、考试规定等等，都完全按照正规大学的模式进行。入学的学生必须具有高中或同等学力，并且要经过严格的考试选拔。学院学制有两种，一种为两年制，一种为四年制。绝大多数学生都是四年制，他们每学期都有期中、期末考试，毕业前每门功课还有通考，成绩合格者方可获得毕业证书。毕业后还要随老师实习1年。

在课程设置方面，萧龙友和孔伯华将中医经典与中国传统文化有机结合到了一起，既开设了中医经典著作讲授《黄帝内经》《伤寒论》《金匮要略》《难经》等，又有《周易》《论语》《孟子》《老子》《庄子》等科目，同时还兼有《解剖学》《细菌学》《内科学》《日语》等课程作为补充。这样的设置足见两位学者的用心，在他们看来中医首先是一种文化，是与五千年悠久华夏历史一脉相承的。中医的精髓在于它治病的理念，而这种理念源于传统文化的滋养。因此开设经典论著课程不仅有利于学生个人修养的锻造，同时对于把握传统医学的思维方式、治病机制都具有重大意义。在他们看来，熟知中国传统文化，是学习中医的必要条件，缺少这一环节的国医教育是不可能成功的。

为了保证教学质量，北平国医学院大多聘请当时在京的名医耆宿为师。有记载，当时赵树屏讲授《中国医学史》，孔仲华讲授古文，周福堂、韩纪元、李卓如、任广毅讲授《伤寒论》《难经》，任广毅、宗馨吾、潘蔼阳、左季云讲授《金匮要略》，曹养舟、殷佩之、韩一斋讲授《黄帝内经》，清皇族后裔金书田讲授《中医诊断学》，南派名家张菊人、刘润甫讲授《温病学》，孟仲三讲授中医学、法医学。临床各科的教师有儿科名家瞿文楼，妇科姚季英，针灸科焦永堃、马龙骧等。这样的师资规模可谓名师云集,名医荟萃,它为国医学院的教学质量提供了坚实的保证。

北平国医学院共招收过13个班,从1937年同学录所记载的名单看,当时全校有学生148人,其中男生125人,女生23人,年龄分布很广,从15岁到59岁均有。学生水平层次也不十分一致,既有高中毕业初学中医的学生,也有对中医已了解甚多,并有临床经验的老者。

由于萧龙友、孔伯华为私人办学,二人慷慨解囊,辛苦培育,所以自国医学院成立之日起就受到了社会各界的一致好评。两位先生也自知肩负使命之重大,所以每每对学生多有劝诫。每有新生入校时,孔伯华先生总这样说:"医为人治病是天职,应以治病救人为本,遵纪守法。"他还说:"精于医,仁而品,修于道,不问贫富,济世为怀,治病救人,医之天职。"可见萧、孔两位贤人都是以治病救人为己任。他们为人正直,不图私利,谦虚严谨,尊重同道,敬业自强,作风淳良,使得学校的整体风气为之一振。

1940年至1944年四年中,王鸿士先生就是就读于这样一所学校。虽然我们现在已经很难再看到王老当年学习生活的资料,对于他下定决心将中医作为一生事业的原因也无从得知,但是可以确定的是,北平国医学院是王老一生学术事业真正开始起步的地方,他就是从这里开了真正的儒医之路。他以良心、良知为立身处世的准则,以仁心、仁术为医家之本,从此开始了将近50年的从医之旅。

从日后王老的行医历程看,在国医学院的4年里,他系统地学习了中医基础课程,阅读了大量的中医经典医籍、医案,严谨、勤奋刻苦的治学作风使其学识渊博,具有了较高的中医理论素养和深厚的临床实践功底。同时,他也深谙孔老治疗温热病和现代传染病之特长，这些都为他日后成为全国知名的中医学者打下了坚实的基础。

二、拜师之路

中国传统文化与学术，大多讲求学有所依，学有所承。也就是说，任何学问、技能都应有师承、学派。这一方面源于传统文化产生的时代土壤，另一方面也源于历代学者长期精深钻研的体会。中国人很早就认识到一般经验的积累与普遍知识的形成相对而言是一个较为容易的过程，而很多细微的感悟、兴会的把握、技巧的熟识却不是简单的学习过程所能领会，它需要能人的协助，大师的点拨。中国古代传统艺术、工艺、技能无一不是如此。医学当然也不例外，每一位从医者都须有拜师求学的经历，而王鸿士先生的两名恩师就是大名鼎鼎的孔伯华和瞿文楼。

孔伯华先生生于清光绪十年四月二十三日（1884 年 6 月 5 日），祖籍山东，出身官宦人家，是孔子第 74 代孙。他的祖父孔宪高不仅精通文史，而且擅长医术，为官之余也常给百姓看病。由于从小受到家庭的熏陶，孔伯华逐渐对中医产生了兴趣。孔老 14 岁开始学医，最初跟随祖父为人看病，他在旁侍立，长期的学习使他慢慢地领悟到了一些中医的要诀。后来他又拜直隶名医梁纯仁、蔡秋堂为师，二人学识渊博、医术高超，孔伯华在他们那里学到很多东西。随着阅历的扩展，诊病实践的不断增加，孔伯华的医术也不断提高，20 岁以后就已小有名气。在他的自传中，孔伯华先生写道："二十以后明医术，遍游数省，渐闻于社会。"

孔伯华先生人送绰号"孔石膏"，是大有来历的。在孔先生的著作《时斋医话》中，他这样介绍石膏："诸石膏之疗能，其体重能泻胃火，其气轻能解表肌，生津液，除烦渴，退热疗斑，宣散外感温邪之实热，使从毛孔透出。其性之凉并不寒于其他凉药，但其解热之效，远较其他凉药而过之。治伤寒之头痛如裂、壮热如火，尤为特效；并能缓脾益气，邪热去，脾得缓而元气回；催通乳汁，阳燥润，孔道滋而涌泉出；又能用于外科，治疡之溃烂化腐生肌；用于口腔而治口舌糜烂；胃热肺热之发斑发疹更属要药。"可见孔伯华先生对石膏之效用深知的程度，也正因为他善用石膏，故而得名"孔石膏"。

1918年，廊坊一代发生霍乱，其传染速度之快，死亡人数之多，令人震惊，灾区当地流传着"今夕聚首言欢，明朝人鬼异域"的歌谣。孔伯华先生当时任职于京城官医院，面对如此重大的灾难病情，他深入灾区，边访问边治病，边行医边宣传。他们在灾区义务诊病，为灾民排忧解难，将灾民从死亡的边缘拯救出来。他的举动使很多不相信中医的民众改变了看法，他的治病理念和治病疗效在灾区也得到了验证。

孔伯华精湛的医术和高尚的医德在他所创办的北平国医学院中受到了师生的一致敬仰。孔老经常给他的学生讲解孙思邈的名篇《大医精诚》，并要学生熟背。在他看来，作为一名医生，"仁爱之心""医者之诚"当是最为重要的安身立命之本。青年时代的王鸿士面对具有如此精神品质和道德修养的院长怎能不肃然起敬，钦佩有加。王鸿士先生的医学思想，很多内容来源于孔伯华先生的治病理念和精髓，虽然对于早年王鸿士跟从孔伯华先生学习的情况我们如今知之甚少，但通过王老与自己学生的言谈话语我们可以了解到，他对恩师孔伯华先生的敬重和对其医道的传承。王老的弟子姚淑香女士就曾直截了当地指出："王老的学术思想是与孔伯华先生的思想一脉相承的。"试想国医学院的 4 年，当是王老医学思想成长最为迅猛的一个时期，而此时恰是与孔伯华先生接触最为密切的时候，4 年的师生情造就了王鸿士一生的追求和信仰。

1944 年，王老以优异的成绩从北京国医学院毕业，同年他又拜著名中医瞿文楼为师。

瞿文楼先生出生于 1891 年，来自中医世家。他的父亲瞿子安是前清宫廷御医，光绪三十年（1904）前后曾在太医院供职，为慈禧太后、光绪皇帝诊病。瞿文楼自幼受到家庭的熏陶，修习中医，有家学根底，后考入当时的太医院医学馆。在 4 年的学习中，瞿先生精修《黄帝内经》《难经》《伤寒论》《金匮要略》等经典医学著作，学习大方脉、小方脉、外科诸科，并于光绪三十四年（1908）以一等第一名的成绩从太医院毕业，并历任恩良、医士，后升至八品吏目。辛亥革命后，瞿先生在北京行医，至 20 世纪 30 年代，已成为京城名老中医，曾先后任北京国医学院、华北国医学院教授。瞿文楼先生勤于钻研，毅力过人，治学谨严，博学多才。他对中医经典名著相当熟悉，倒背如流，不仅如此，在内容探究上更是细致入微，多有所获。在日常诊病中，他强调细心、全面。瞿先生经常说："治病不辨标本，不分层次，粗论病机，草草拟方，何以言疗效，必误病杀人。"足见其医者之仁心。

瞿文楼先生在温病的诊疗上成果丰硕，独成一派。他认为，温病当宣畅气机，不可一派寒凉。他曾说："温虽热疾，切不可专事寒凉，虽卫气营血阶段不同，方法各异，但必须引邪外透，透邪外出，气机开畅，热郁开，肺气宣，热自减，若不治邪，专事寒凉，气机闭遏，何以透热于外，又如何转气，轻则重，重则不治矣。"这种方式使得瞿先生的治疗总是能够寻病探源，求本务实，缓急得当，终达治愈之效。在20世纪30年代初，北京暴发瘟疫的那段时间，病人多有烂喉痧之症。当时很多医生都采取了普济消毒饮、黄连解毒汤等方治之，可病人多因过度服用寒凉而导致坏病，瞿先生见此说道："过于寒凉，气机闭遏，三焦不利，势将内闭至厥，必先用温开通阳之药，俟三焦气机通畅，可有生机。"后有一病人高热不退、口干渴饮、便结溲少、面目青暗、气息粗促、四肢不温、神志昏迷，对此患者，医生们都束手无策，瞿先生则用升降散，佐以通阳之药，疏解肺胃之闭郁，一剂药后青紫暗渐消解，再疏解气机，以开为务，寒则当温，郁则以开，邪自消退，疾病当愈。由此可见瞿先生医术之高明、理论之深刻。

王鸿士拜瞿先生为师，吸取了瞿先生为人、为医、为学多方面的经验、长处与精髓。他跟随瞿先生侍诊抄方，刻苦攻读，每有不解均登门拜访，且每次瞿师都一语道破症结，使王老之疑惑豁然冰释。

一次，王老诊治了一个水肿病患者，开了药可是成效不大。王老前去请教瞿先生，瞿先生问了一下病人的情况，看了一下药方，回头告诉王老，去他书柜看第几排、第几本书、第几页到第几页，看完了就知道了。果然，看完书王老茅塞顿开，依此下方不久病人就好转了。瞿文楼先生深厚的中医功底由此可见一斑。王老由此感发，中医确实深奥，不可预测。瞿先生家中满书架全是书，古医书几乎全都知晓，有问题就像上文所说，他会告诉你看什么书多少页。这不是一般的功夫，瞿先生钻研刻苦的程度真是令后人望尘莫及。正是基于此，王老深受启发和教诲，跟随老师读书实践，以老师为榜样。他经常对子女说：

自己的老师就是这样告诉他如何学习的，和瞿先生相比，自己差得很远。

还有一次，王老诊病，开的方子不错，可就是疗效不很理想。他把这个方子拿给瞿先生指教，瞿先生告诉他，将其中的一味由2钱改成3钱（1钱相当于3g）就可以了，按此处方后1钱之差的效果马上出来了。通过这件事王老认识到中医所谓的辨证论治，它实际的要求是相当精确的，并不像有些人认为的那样，多一点少一点无所谓，这种认识实际是误解了中医的科学性和严谨性，觉得中医吃不好也吃不坏，这是对中医的亵渎。

在瞿文楼先生潜移默化的影响下，王老一步一步认识到中医诊病之诀窍和理念。对于中医的钻研，他也是从不停息，就是成为全国名老中医后也是如此。因为他心中永远记挂着老师的谆谆教诲，永远保有着对中医的不懈追求。据王老的家人说，直到老年，王老每天还会拿出1~2个小时看古医书。人们都说王老并不是十分聪明的人，但在瞿文楼先生众多弟子中，他却是最用功的一个，正是凭借着这种勤勉，王老辛勤跋涉50载，成就了自己的名医之路。

王老虽然名义上只拜过孔伯华、瞿文楼两先生为师，但实际上他的老师很多。按今天的话说，王老走的是一条多元化成才之路。他既有家学根基，又有师承之学，同时也受过学院派的正规教育，从他的身上可以看到中国近现代教育在中医领域的有益尝试。也正因为如此，王老根底深厚，同时又具有开放的视野，勇于创新，不抱残守缺。王老的成才之路也给当代中医教育提供了有益的启示。

三、医家生涯

　　王鸿士先生作为职业医生，其行医生涯的大部分时间是在新中国成立以后。在新社会，他以饱满的热情投入到了社会主义建设之中。新中国成立初期，王老就和当时的中医界同仁一起组织起来，积极创办地区中医联合诊所，并主持衙门口中医联合诊所的工作。1956年前后，由北京市卫生局牵头，组建北京中医医院和北京市中医研究所，王老从最初就参与到了建院和建所的工作中。从1956年到王老去世的1985年，王老将他的后半生全部奉献给了北京中医医院，奉献给了他的病人。

　　在北京中医医院，王老前后担任了主任医师、内科副主任，北京中医研究所副所长等职务。王老工作十分投入，从不马虎，他把自己大部分时间用在了治病、查房和阅读医书上，以至于对自己的孩子和家庭有所忽视。在他看来，所谓"医者父母心"，就是要全身心投入到医学工作中，珍视每一个生命。王老的小儿子王国玮先生回忆自己幼年生活，常说父亲对于病人，对于工作特别认真，很少见他有空闲时间，每天看他回到家就自己躲在书房里，那一定是在研究医书，探讨病情。

　　很多病患在获得王老的精心救治之后，都心存感激，热泪盈眶。有一位患者的父亲在写给王老的信中，详细介绍了孩子得病的来龙去脉，感谢王老在危难中搭救了他的儿子。孩子的父亲。鲁忠堂在1975年9月3日寄来信说：他的继子鲁胜利，时年10周岁，上小学4年级，以前比较调皮，有一点小病就扛过去了，父母也没有在意。1975年4月11日下午4点多钟孩子发病了，在家突然呕吐起来，当时家人也没太在乎，第二天早上送到北医三院的儿科检查，说肚子里有虫子，需要吃药打虫，服用打虫药后，当天下午精神很好。13 日上午孩子回学校上学前 2 小时还很好，10 点以后又开始呕吐，不能坚持上课，老师把他送回来，躺在床上一动也不能动。14 日早上鲁胜利的大姐又把他带到北医三院儿科做检查，经过抽血化验确诊是传染性肝炎，最后经北京儿童医院大夫确诊为肝硬化腹水，说是不治之症。当时就给 10 岁大的孩子判了死刑，真是危在旦夕。4 月 19 日开始，小胜利的病又一天比一天严重起来。有人介绍了一位退休的老中医，吃了 10 剂药后，精神上稍微有些好转，可是不知怎么肚子就大了起来。最后一次去看病，家长问大夫孩子的肚子为什么大了，大夫说肚子里有气，又受了惊吓，再把 8 剂药吃下去就会好一些，结果是肚子越吃越大。5 月 3 日凌晨 3 点钟，鲁忠堂又带孩子跑到北京儿童医院挂了中、西医两个科，经大夫诊断，认为患者的病情十分严重。经过反复诊查，直到 5 月 22 日北京儿童医院肝炎门诊的曾大夫确诊鲁胜利是肝炎后期肝硬化腹水，大夫告之小孩得这种病的很少，西医没有太好的治疗方法，也许中医能有办法，并且说，即使治疗，也就能活上 10~20 年。当时小胜利的家长简直急坏了，东奔西跑乱求医，结果是腹水稍微下去了一些，但又有了胸腔积液，心脏已经向左移动了。就在这时，有人介绍说北京中医医院的王鸿士大夫看肝炎是最棒的，于是家人就又奔到王老这来了，吃了 6 剂中药，病情大有好转，能吃些东西了，也能大小便了。

事情发展到此并没有完，而是又出现了新的变化。鲁忠堂在信中说，5 月 29 日，小胜利的病情又复发了。原来 28 日那天，鲁忠堂的一个战友又给他推荐了一个中医大夫，吃了 2 剂中药，肚子又大了起来，而且越来越大，第 3 剂药熬好后就没有再吃。在这种情况下，鲁家父子不好意思也不敢再去找王鸿士大夫。此时，小胜利开始流鼻血，家长十分着急，又跑了北医三院、北京第一传染病医院、北京第二传染病医院、301 医院等，结果这些医院都不给治了。当时鲁忠堂一家人都非常紧张，最后决定还是去找王老治疗。从 6 月 5 日开始，孩子又开始吃王老的药，2 剂药之后患者的肚子有些小了，能吃东西了，能大小便了，精神很好，到 7 月 5 日吃到第 23 剂，经透视检查发现腹腔积液整个下去了，8 月 26 日在儿童医院化验，肝功能完全正常。到鲁忠堂写信记述这件事情时为止，孩子总共吃了王老 75 剂中药，病情基本稳定下来了，虽然肝还大一些，但小孩子已经能吃、能喝、能玩、能睡，大小便也正常，只是未敢停药。

被判不治之症的患者居然能死里逃生，一些疑难杂症经王老治疗疗效极佳。这表明中医确实是一座宝贵的殿堂，里面埋藏着许许多多的秘籍，每一代有理想的医学家都在苦苦追寻，但要破译和获取它们，哪怕是其中极为有限的一小部分，都要付出大量的时间和精力。类似的医案在王老那里还有很多，王老在临床诊疗上的奇效使他成了闻名全国的老中医。

成名之后的王老似乎更忙碌了，他的社会兼职慢慢多了起来，诸如中华全国中医学会理事及北京市分会理事、中国红十字会北京市分会理事、北京第二医学院（现首都医科大学）教授、光明中医函授大学顾问、北京市卫生技术干部科研职称评委会委员、人民卫生出版社中医图书编辑、中医书籍整理委员会委员、《北京中医》杂志顾问等，繁忙的社会事务并没有耽误王老的工作和学习，相反他更加勤奋和努力。1974 年，王老在北京市中医局的安排下，开始收徒。王老一生正式收徒只有 3 名，但追随他学习的业内人士却不可胜数，他对于学生在学术上要求十分严格。王老对于中医一直保有十分虔诚的学术信仰，他在自己的行医生涯中总是不失时机地宣传中医的妙用和奇效。在他看来，中医的思想正体现了中华民族的聪明才智和独到的思维方式，在他的心中，中医的妙诀就是8个字，"辨证论治，用当通神"。这不仅是他对瞿文楼、孔伯华两位先生师承成果的高度概括，也是自己行医50年的自觉体会。这一思想对于中医科学阐释和现代化的意义是不同凡响的，它既体现了医者的民族自信，同时也证明了中医的科学性。

对中医的自信并没有使王老故步自封，忘记革新发展、追求创造。王老的思想是与时俱进的，在他从医的后几年，他一直在努力研制中药针剂和注射液。当时他不仅反复思考配方、制作工序，而且也在进行着动物实验和活体实验。研制的初步结果很是理想，肝炎1号、肝炎2号、肝炎3号不仅效果明显，而且价格相当便宜，很适合大众使用。王老的这种尝试，表面上看是技术的变化、方式的改变，而实际是蕴涵了医者仁心的良苦用意。治病救人，以最低廉的花费治疗伤病，让患者不用付出太昂贵的代价就取得极好的疗效，这是多么伟大的思想呀！不禁使人想到了杜甫的"安得广厦千万间，大庇天下寒士俱欢颜"的词句。体恤民生，以民为本，自古就是中国传统知识分子的高尚情操、品德。王老从医一生，他一直怀揣着这一朴素的感情和执着的信念，"大医精诚"的理念在他的身上得到了极好的诠释。

1985年9月7日，王老走完了他66年的人生之路，悄然离开了我们。他的一生是那样的平凡，没有什么惊天动地的壮举，然而他的一生又充满了各种治疗奇迹，他给我们留下了太多对传统医学的思考。"辨证论治，用当通神"这8个字虽然简单，但却足以概括王老的医学思想和他精湛的医术。他的朴实为人，他的不断奋进，都是后世医者当继承和学习的宝贵财富。

附 传承谱系

1940—1944 年王鸿士就读于北平国医学院，1944 年毕业后拜瞿文楼为师，收徒郭世滋、王国玮、姚淑香、王国琮、戴梅芳、许兴国等，孙凤霞、戚团结、袁梦均学习并传承王鸿士学术思想。

学术思想精华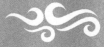

一、王老治肝理论体系的形成

王氏一生治学严谨、勤奋刻苦、学识渊博，有较高的中医理论素养和深厚的临床实践功底，业精于内科、外科、妇科、儿科多科疑难杂症，尤擅以辨病、辨证之法，论治内科肝、胆、胃、肠消化系统疾病，且颇多独到见解和丰富的经验积累。

王氏学有渊源，拜孔伯华、瞿文楼、肖龙友等京城名医为师，得其真传，特别推崇孔老治疗温热病和现代传染病之特长，勤求《黄帝内经》《难经》《伤寒论》《金匮要略》之旨，博采历代医家之长，结合当今临床实际，形成了独特的学术思想。王老尤擅长于肝病的治疗，提出了丰富的治肝理论和学术主张。

（一）再识伏气温病

王老发《黄帝内经》《伤寒论》《金匮要略》之隐，参近代"温病"之法，形成了治疗肝病的"伏气温病"理论。

王氏根据肝病，特别是病毒性肝病的发病特点，认为急、慢性肝炎的发生和发展，是由"伏邪"和人体正气相互作用而引起，其发病多与"温病"相似。在疾病的发生和发展过程中，人体的正气起到关键性的作用。"伏邪"和人体正气之间的关系为：人体正气为本，"伏邪"为标。人体的正气，王氏认为就是指阳气和阴精，如《素问·生气通天论》所言："阳气者，若天与日，失其所，则折寿而不彰，故天运当以日光明。是故阳因而上，卫外者也。"正是由于阳气自身的不足或失调而引起阳气"失其所"而不能"卫外而为固"，各种外邪得以乘虚而入，而引发各种病症，或有各种外邪的入侵，而引起阳气失其所，而导致"折寿而不彰"。阳气在人体的生命活动中有着非常重要的作用，如《素问·生气通天论》所言："阳气者，精则养神，柔则养筋。"

王氏在强调阳气在人体正气中重要性的同时，也不忽视阴精的作用。如《素问·生气通天论》所言"阴者，藏精而起亟也"，王老认为阳生于阴，由静而动，阳卫外为阴之固。在肝病的发生和治疗中尤其强调"阴精"的作用，如《素问·金匮真言论》所言"夫精者，身之本也。故藏于精者，春不病温"，由于阴精固藏，温邪不得留恋，因此春不病温。若"风客淫气"侵犯机体，就会导致阴精消亡，"邪伤肝"。《素问·生气通天论》又言："冬伤于寒，春必温病。"根据急、慢性肝炎的临床表现，王老认为肝炎亦是温病的一种，是由于冬伤于寒，阴精不足，阳气失其位，邪气流连，而成为"伏邪"，至于春，少阳胆气升发，阴精愈显不足，"伏邪"外散，正邪相争，而发为温病，即肝炎发作期。

阳气的上升、阴精的下降以及二者之间的和合在肝病的治疗中有着极其重要的作用，王老认为脾胃是和合二者的关键。《黄帝内经》云："厥阴不治，求之阳明。"《金匮要略》亦言："见肝之病，知肝传脾，当先实脾。"王老发明经旨，认为治肝当求阳明胃和太阴脾，调阳气、阴精之升降，即升脾之阳和降胃之阴，如黄坤载所言"肝气宜升，胆火宜降。然非脾气之上行，则肝气不升；非胃气之下行，则胆火不降"，此治肝降脾升胃之至言。

王老认为肝病的发生、发展、转归与预后，都与阴精、阳气、伏邪三者密切相关，整个疾病的过程就是三者相互作用、相互影响的过程。急、慢性肝病临床表现千变万化，证型亦很难统一，治疗方法更是多种多样。王老执简驭繁，形成了察传变、祛"伏邪"、固阳气、护阴精、调阴阳的独特理论体系，且祛"伏邪"为治标之策，而固阳气、护阴精为治本之方，用之于临床尚需灵活掌握，注重标本之先后。有时急则治其标，以祛"伏邪"为主；有时缓则治其标，以固阳气、护阴精为主；标本具不明显，则标本同治，并合以调阴精阳气之法。

（二）完善肝病治法

王老发《黄帝内经》之隐微，形成了治肝病的"伏气温病"理论框架，借鉴仲景"伏气温病"学说，及湿热黄疸的治疗理论，完善肝病的治疗方法。

伏邪流连，最易伤人阴精，郁久则生湿化热，湿热则为黄疸的最常见病因。由于人体先天禀赋的不同，脏腑寒热温凉的差异，及湿热邪毒的轻重，黄疸又表现为不同的类型。王老继承并发展了张仲景对黄疸病认识的理论和治疗经验。张仲景在《金匮要略·黄疸病脉证并治》中提出了黄疸的四种分型，即谷疸、酒疸、女劳疸、黑疸。四疸证型虽然不同，但其根本在于伏邪久郁，导致胃热脾虚，脾虚则生湿，湿热相合，是一切黄病的根源。脾胃者，仓廪之官。湿热之气归于脾胃，则"谷气不消，胃中苦浊"，"阴受其湿，阳受其热"，阴精阳气俱为湿热之邪所困而发为谷疸；房劳过度，湿热之邪从肾而出，则出现"膀胱急，小便自利"，发为女劳疸；饮酒过多，酒之湿热积于中焦脾胃，谷气郁而生热，则致"心中懊侬而热，不能食，时欲吐"

而发为酒疸；酒疸其本为阴精阳气之不足，湿热乘虚入中，而出现"食难用饱，饱则发烦"，若认其本为实，妄用苦寒泻下之品，则导致中气愈虚，久久发为黑疸。因此，王老认为黄疸病为"伏邪"内郁，阴精阳气失调，导致湿热为患，侵及不同的脏腑经络而发为不同类型的黄疸。根据黄疸病的病机特点，王老用药亦很少选用大寒之药，而多选用连翘、茵陈、川楝子、栀子诸药，凉而能散，易使湿热俱去，柔肝之药多选用当归、枸杞子、白芍、柏子仁、玄参、阿胶、鳖甲等以养肝之阴精，避免过用苦寒致"热去而湿独存"，而变生他证，处方立法时时注意顾护患者的正气，可谓深得仲景治黄之法者也。

（三）治肝伏气温病论

王氏采温病各家之长，综合三焦辨证、卫气营血辨证及气血辨证形成了完整的治肝伏气温病理论和治疗体系。

王氏精通温病，深得京城名医孔伯华、肖龙友等先生治疗温病之精髓，借鉴温病学派治疗伏气温病的学术思想，形成了独特的治肝伏气温病理论。湿热伏邪郁于体内，又有外而六淫、内而七情的影响，加之个体先天禀赋之不同，导致五脏、六腑气机之升降失常，致使肝病有各种各样的临床表现。王老根据病毒性肝炎的发病特点，借鉴历代温病医家的学术思想，运用三焦辨证、卫气营血辨证及气血辨证形成了丰富的治疗方法。

1. 三焦辨证在肝病治疗中的运用

吴鞠通在《温病条辨》中创立了理、法、方、药完备实用的三焦辨证体系，为温病和内伤杂病的辨证论治提供了理论依据和规范。王老把温病三焦辨证论治思想引入肝病的治疗中，他认为湿热为患是各种肝病发生的根本原因，而湿热之邪侵及人体，正邪相争，随着疾病的发展，会表现为上、中、下三焦证候的不同表现，其治疗也应根据三焦的生理特点及病邪侵及的部位，辨证论治。王老根据三焦的生理特点，参照吴氏确立的"治上焦如羽，非轻不举；治中焦如衡，非平不安；治下焦如权，非重不沉"三焦论治原则，制定了很多治肝遣方用药的方法。肝病急性期多为湿热之邪侵及上、中焦，也有一些以上焦证候表现为主，进而湿热之邪内传中焦，中焦气机不利，升降失常，或由肝失条达，肝木克脾土，脾失运化，出现湿热蕴积中焦。若误治失治，或机体正气不足，湿热之邪缠绵难愈，则脾失运化，生痰致瘀，或湿热之邪入于下焦，耗精伤液，而导致肝肾津液不足，出现临床表现非常复杂的、以下焦证候表现为主的臌胀等症。

治疗黄疸初起，临床表现以上焦肺卫为主者，治疗应仿仲景麻黄连翘赤小豆汤之法。方用麻黄、杏仁、生姜意在辛温宣发，解表散邪；连翘、桑白皮、赤小豆旨在清热除湿解毒以退黄；甘草、大枣甘平和中，以防湿热之邪内陷入里，可散外邪又可内清湿热。湿热之邪在上焦者，王老多选用轻清芳香之品，芳香化湿，使湿热之邪从上焦而解，且选用少量健脾之品，以安未受邪之地，防止外邪入内。

湿热之邪由上焦内传入中焦或直接侵袭上、中二焦，表现为黄疸较重、恶心、厌食油腻、口渴、食欲不振、小便短赤、大便秘、脉弦滑有力、舌苔黄厚腻等症状，王老多采用苦辛相配，治以清热利湿，芳香疏气之法，以恢复中焦升降。升者自升，降者自降，使中焦之升降达于平衡。若出现周身发黄、发热、食欲不振、恶心、厌油腻不明显、少腹胀、皮肤发痒、小便短赤、时有小便灼热感及刺痛、脉弦滑稍数、舌苔白等以湿热偏于中、下二焦为主要表现者，治疗则以利湿为主，兼用清热凉血之法。王老在治疗中焦湿热时还注重辨别湿与热的轻重：湿重热轻型多表现为脘腹胀满、小便频数、尿短黄、渴不思饮、食欲不振、身重腿沉、时有浮肿或便溏、脉弦滑数、舌苔白等，治疗以利湿为主，疏气为辅，兼以清热之法；热重湿轻型表现为面目俱黄、口苦口干思饮、脘闷心烦、不思纳食、恶心厌油腻、溲黄、身热、大便干燥、脉弦滑数、舌苔边白中黄厚等症状，治疗则以清热为主，佐以渗湿。王老还提倡应用利湿清热，活血芳化之法，运用三仁汤合茵陈五苓散治疗湿热滞留于上、中二焦之证，以达宣上、畅中、渗下之目的，使湿热之邪从上、中、下三焦而出。

对于湿热弥漫三焦，且热重于湿，临床表现为黄疸重、恶心、呕吐、厌油、发热口渴、便干、尿赤、脉弦滑数、苔黄厚而燥者，则治以清利湿热、活血解毒、芳香透表之法，方用栀子柏皮汤、白虎汤、藿香正气散和龙胆泻肝汤加减。对于湿热炽张，热入心包，临床出现烦躁不安、神识昏迷者，则治以清热解毒、利湿、开窍之法，在选用清热利湿解毒中药的同时，加用局方至宝丹与牛黄清心丸交替使用。

肝病以中焦湿热为因，倘病邪久留不去，邪恋正伤，就会使脏腑气血功能失调，逐渐导致脏腑气血亏损。湿邪黏腻，伤气伤阳，脾阳受伤影响脾胃运化，脾失健运以致肾气不盛，阴精失充，热邪性燥伤阴耗血，肝郁化火，肝阴也易炽伤。是以湿热郁久，不仅可使脾阳不振，又可导致气血生化不足，衰弱日甚。或原病脾肾阳虚，湿从寒化转而形成阴证，渐渐侵及下焦之肝、肾，使病情演变多端，出现痰、瘀、毒、虚等各种各样的临床表现，而其本则为肝、脾、肾之不足，其标则为痰、毒、瘀之蕴结。脾主运化水湿，肺主气主治节，肾主液而行水。凡五气所化之液悉属于肾，津液所行之气悉属于肺，气、液转输二脏，利水生津，悉属于脾。肺、脾、肾三脏亏虚，就会导致水液代谢失常，而产生肝硬化腹水。如《沈士尊生书》所言："臌胀病根在脾，脾阳受损，运化失职，或由怒气伤肝，渐蚀其脾，脾虚之极，故阴阳不交，清浊相混，隧道不通，郁而为热，热留为湿，湿热相生，故其腹胀。"因此王老认为，肝硬化腹水究其根本在于中焦之湿热移于下焦，导致肝、脾、肾之不足而引起，其间又会有痰、毒、瘀等病理产物。对湿热之邪侵及下焦，王老在治疗过程中强调首先应分清虚实，治疗分为清除余邪、扶正补虚和调整气血等方法。

2.卫气营血辨证在病毒性肝炎治疗中的应用

王老认为病毒性肝炎是一种伏气温病，属于疫病的一种，具有一定的传染性和流行性，如吴又可在《温疫论·序》中言："夫瘟疫之为病，非风、非寒、非暑、非湿，乃天地间别有一种异气所感。"吴又可又在《温疫论·下卷·杂气》中强调其"无形可求，无象可见，况无声，复无臭"。疫毒之邪侵及人体的皮毛脏腑，其传变符合温病卫气营血变化的规律。

（1）卫分证　病毒性肝炎急性发作期，湿热疫毒之邪首犯卫分，出现发热、恶寒、头痛身疼、汗出、乏力、胸脘痞闷、食少、腹胀或便溏、尿黄、舌淡红、苔薄白或薄黄而腻、脉浮数或濡等症，因其夹风、寒、湿邪气之不同，会表现为头身肢节冷痛、头重身困、四肢酸疼痛等症状。从症状特点来看，王老认为其病机当属温邪夹湿侵袭人体。因其夹内湿，治疗则宗"清热必兼渗利之法"，用药不可太凉，以免遏伏病邪而不易外解，且忌用辛温之剂，治疗以麻黄连翘赤小豆汤为主方进行加减，兼有表证时多选用藿香、佩兰、薄荷、白芷等芳化清热解表。湿热疫毒之邪在卫分期一般时间较短，且不宜诊察，所以邪在卫分时，及早诊断，正确治疗，阻断湿热疫毒之邪的传变是本期诊治的关键。

（2）气分证　章虚谷云："凡温病初感，发热而微恶寒者，邪在卫分；不恶寒而恶热，小便色黄，已入气分矣。"气分证多由卫分证转化来，但也有邪气直入气分者。病毒性肝炎大多数病例卫分证过程很短暂，气分证过程很长，而且各种症状错综复杂，这主要与湿性黏滞的病理特点有关。湿热之邪流连气分，邪正相争，正气不能抗邪外出，邪气亦不能内陷深入，导致其病程较长。王老把湿热入于气分证分为湿重热轻型和热重湿轻型两种证型进行辨证治疗。湿重热轻型，症见面目俱黄，身热不扬，午后夜间热甚，脘腹胀满，小便频数，尿短黄，渴不思饮，食欲不振，身重腿沉，时有浮肿或便溏，舌苔白，脉弦滑数。热重湿轻型，症见面目俱黄，口苦口干思饮，脘闷心烦，不思纳食，恶心，厌油腻，身热，溲黄，大便干燥，舌苔边白中黄厚，脉弦滑数。湿重热轻型治疗以利湿为主，疏气为辅，兼予清热；热重湿轻型治疗以清热为主，佐以渗湿。对于经久不愈，邪热流连气分者，王老主张运用"益胃"之法进行治疗，即用轻清之品，清气生津，宣展气机，益胃之气阴不足，祛胃之湿热实邪。

（3）营分证　《湿热病篇》云："湿热证，壮热口渴，舌黄或焦红，发痉，神昏谵语或笑，邪灼心包，营血已耗，宜犀角、羚羊角、连翘、生地、元参、钩藤、银花露、鲜菖蒲、至宝丹等味。"邪入营分，可由卫分、气分逐渐传变而来，或有正气未衰，疫毒湿热过盛，直趋心营，扰动心神，或疫毒湿热酿生痰浊，邪与痰结，蒙蔽心窍者，治疗以清热解毒、利湿、开窍之法，配合局方至宝丹与牛黄清心丸以清热开窍、镇痉安神。

（4）血分证　血分证大多为湿热疫毒之邪，日久不去，耗气伤津，热迫血行，气不摄血，导致出血，或湿热疫毒之邪经卫分、气分、营分后很快深入血分，而出现动血、出血的症状。此时患者黄疸迅速加深，手掌红赤，极度乏力，伴有出血或严重出血倾向等重症肝炎的症状。病情进展为血分证后，便会变得更为复杂，瘀毒或与痰结，或与水结，或阻滞气机，或扰乱神明，导致脏腑功能失调，气血津液代谢失常，疫毒湿热与痰瘀胶结，终致反复发作，或时起时伏，缠绵难愈，病情持续迁延，或呈慢性化发展态势，或动血耗血，且瞬息万变。治疗首先应分清虚实：虚证多为肝肾不足，气滞血瘀，多兼有湿热余邪，治疗以育阴软坚、活血化瘀，佐以理脾之法；实证应采取急则治其标之法，先祛湿热疫毒之邪，然后再扶正以治其本。清热解毒祛湿之法，可选用甘露消毒丹、清瘟败毒饮、清营汤等加减，对出现神志改变者，可加用安宫牛黄丸或至宝丹等。

3.气血辨证在肝病治疗中的应用

注重气血辨证是王老治疗肝病的又一大特色，贯穿在整个肝病的治疗过程，与整个疾病的发生、发展和转归都有着密切关系。

正如清代名医王清任所说："人身之疾病，无论外感内伤，所伤者无非气血，所以治病之要诀，在明白气血。"肝病多为湿热疫毒之邪侵及人体，初则伤及人体正气，继则伤及人体阴血，导致气血之失常，湿热之邪久留，或因邪气盛，或因正气虚，或因失治、误治，均会导致邪伏于血分，而出现寒热错杂，虚实并见等复杂的证候。临床常见的肝病，如急性肝炎、慢性肝炎、肝硬化、肝硬化腹水、脂肪性肝炎均与气血失常有关。因此，调理气血常贯穿在肝病治疗的整个过程中，而调理气血之法多为补气、理气和活血化瘀，根据人体气血的虚实及痰、湿、瘀的兼夹，又需采取不同的治法。

（1）凉血活血　王老认为急性黄疸型肝炎，黄疸较重时，多因热毒蕴于血分，故退黄时要采用凉血活血解毒之法，于清热除湿解毒药中加入活血药，如当归、白芍、赤芍、泽兰、牡丹皮等，有加速退黄的作用。常用的凉血活血药有小蓟、生地黄、赤芍、白芍、牡丹皮、白茅根等。初期肝肿大者多为毒热瘀血所致，亦应用凉血活血解毒之法，可加郁金、丹参、重楼、白茅根等。

（2）化痰活络　肝炎急性期，开始向慢性迁延时，久病入络，出现肝肿大，多为湿热生痰，痰阻血络所致。治疗当用化痰活络解毒法，可选用杏仁、橘红、土贝母、土茯苓等药。由于湿热是引起急性肝炎的主因，所以在治疗急性肝炎的兼症时，也应不离清热除湿的大法。

（3）补气养血柔肝　迁延性肝炎、慢性肝炎早期肝硬化，长期肝功能不正常者，临床表现为心悸、气短、全身无力、面色苍白、消瘦、精神不振、肝区隐痛、脉沉细、苔薄白或无苔者，证属气血两虚型，用补气养血柔肝之法治疗。

（4）疏肝理气，活血化瘀　王老认为产生胁痛的原因大致为气郁、瘀血、痰饮、食积及外感风寒，以气郁和瘀血为多见，而慢性肝炎之胁痛、肝脾肿大多是由气滞血瘀引起。因此，对于早期肝硬化、长期肝功能不正常，临床表现为两胁作痛、痛有定处、肝脾肿大、边缘锐利、身上有出血点或面有色素沉着、舌质紫绛或有瘀斑、舌苔白或无苔、脉沉弦者，证属气滞血瘀型，治以疏肝理气，活血化瘀之法。气虚者加生黄芪；脾虚者加党参、白术、焦山楂、焦神曲、焦麦芽；身有出血点、舌质绛者，加石见穿、蒲公英；肝脾肿大不消者加王不留行、生牡蛎、地龙；肝区疼痛较重者加没药、五灵脂。

（5）育阴软坚，活血化瘀　对于肝炎后肝硬化、门静脉高压、脾功能亢进、食道静脉曲张，临床表现为疲乏无力、腰痛腿软、胁痛、腹胀便溏、溲黄而少、齿衄、时有皮下瘀斑、苔薄白、脉弦滑者，为肝肾不足，气滞血瘀之证。王老多用育阴软坚、活血化瘀之法治疗，育阴补肾之药多选用女贞子、枸杞子、桑寄生、狗脊、续断、刘寄奴等，软坚化瘀之药多选用桃仁、红花、鳖甲、牡蛎、三棱、莪术、穿山甲、马鞭草等。

（6）活血化瘀，行气散结，健脾利水　肝硬化失代偿期，出现大量腹水，肝功能异常，尤其麝香草酚浊度试验（麝浊）、麝香草酚絮状试验（麝絮）、脑磷脂胆固醇絮状试验（脑絮）等试验异常较为明显，临床表现为四肢消瘦、腹满而胀、脘胁胀满、腹水征明显、舌质紫暗、苔薄白、脉象弦滑、按之无力。脾气虚较著、气虚血瘀、水湿不化者，治疗则以活血化瘀、行气散结、健脾利水之法，用大量生黄芪以健脾补气利水，利水药多选用茯苓、猪苓、防己、泽泻、抽葫芦等，行气药以厚朴、青皮、陈皮为主，亦可加用桂枝以温阳化水，活血药多用红花、三棱，血瘀明显者加穿山甲、莪术等。

总之，调理气血是治疗肝病的一个重要方法，临床上又要根据气血的虚实寒热，病邪的兼夹，气机的运动变化，及瘀血的轻重和部位，灵活运用各种治疗方法，方能取得较好的疗效。

二、王老治肝学术特点

（一）辨湿热之深浅，祛湿除热是治疗急性肝炎的总则

王老通过实践证明，历代医学文献所记载的经验和理论，

在临床实践上是具有很强的指导意义的。对于急性黄疸型肝炎，王老经临床实践深刻体会到温热病或湿温病的特殊表现。湿得热而愈深，热因湿而愈炽。湿和热是其发病的主要病因，在临床上又多因湿和热的多少、深浅不同而表现为不同的临床类型。在治疗上，根据不同的临床类型，以茵陈蒿汤为主方，辨证加减。该方针对的阳黄的病机为郁热在里，不得发越，此郁积之热与湿邪相合，湿热郁积熏蒸发为黄疸。茵陈蒿汤以茵陈为君，清热利湿退黄，栀子清三焦之火，佐用大黄清里泄热，利用此方之苦寒，通泄郁热，清利湿邪，使该湿热之邪从下而解，邪有出路，黄疸自除。王老在清热利湿、祛除病邪的同时，亦注重人体的正气。故退黄时不宜过用寒凉，如用寒凉，当以渗泄为主，佐以甘草，湿方可除，热方易解。重伤脾胃多容易产生变证，所以应当多用一些利湿之品，如车前子、滑石、猪苓、泽泻等，或再另加芳香化浊之味，如藿香、草豆蔻、砂仁等，既可以使湿热之邪尽快消退，又能防止苦寒伤胃，而不致出现腹胀、腹痛、腹泻之变证。而无黄疸的急性肝炎或肝炎后长期低烧（微发热），同样是因温热蕴结所致。有黄疸症状的肝炎的特点是热胜于湿，无黄疸症状的肝炎及长期发热者的特点是湿胜于热，是故后者要以渗湿为先，以渗湿为主，而以清热为辅。再者，因其多兼肝胃不和之证，尚需配伍理脾、和胃、舒肝之品。对于肝炎后血胆红素持续增高，且兼见寒湿之象者，王老常用茵陈附子干姜汤加减治疗。

（二）辨别虚实、扶正补虚是治疗慢性肝炎的关键

慢性肝炎或肝病病程较长，其病状也多较复杂，故在辨证过程中，"辨别虚实"是关键。辨虚实是一重要环节，其辨证的要点是需要四诊合参，全面观察，认真分析慢性肝病变化的全

过程及其虚实真假属性，否则就容易误诊、误治。如慢性肝炎患者也常常出现大便溏泻、久久不止的症状，似乎多属脾虚证候，但是也有不少患者却兼湿热积滞之候而被忽略。若大便微微黏滞污垢而不显著、便后不畅、便意较多者，因过食肥甘油腻，或误投滋补之品，胃肠湿热积滞，也可以出现大便溏泻，是故便溏腹泻，证有虚实，不可用健脾益气一法统治之。如果兼有湿热积滞，应加用渗湿、清热、化滞之品，因脾喜燥恶湿，且湿性滞腻，最易引起便溏或泻。湿去则泻止，湿减则泻轻，有大便溏泻者，可应用大黄炭或酒炒大黄泄热导滞，是通因通用、塞因塞用法的例证。形体偏瘦、神情抑郁、四肢倦怠，同样是肝病常见症状之一，虽然病程较长，但因湿热不清，脾为湿困，清阳不升，浊阴不降，脾失健运，水谷精微不能化生，故可出现虚不受补之情况，即使多进滋补，也多不易消化吸收，不能取汁化赤，化生气血。脾主四肢，脾为湿困则四肢倦怠乏力，要点是湿困脾阳。因此，单一的补虚不能消除虚弱倦怠和疲劳，是故不可单纯地按虚证论治，唯病人证候的虚实属性是依据。若见有倦怠肢软、大便溏泻、食谷不化、小便清长、下肢浮肿，即属脾湿气弱，就该健脾益气。如若脾虚与湿热并存，其治当须清补兼施或先攻后补，或先补后攻，或补虚、清热、利湿数法同时并用，皆需依据病人的具体病情而定，要充分注意到，或者说不能够离开肝炎患者本虚标实、湿热为病的病理本质。

（三）辨病与辨证相结合，结合实验室检查灵活用药

王老认为对于肝病的某些体征、化验检查和诊断，应建立在中西医结合、辨病、辨证相结合的观点上。既尊重临床体征和化验检查，重视其客观意义，又重视中医的辨病、辨证特色，

紧抓患者的主证特点，区别对待，具体治疗。如部分病人出现皮肤瘀点，或见蜘蛛痣，多属中医热郁血分，热迫血溢，或兼有脾虚证候，治疗当以清热凉血为主，常用药物如小蓟、生地黄、白茅根、牡丹皮、茜草、白芍等。对于转氨酶升高者，根据王老多年的临床观察，肝炎急性期"酶"升高多因湿热内盛，而且偏于湿热蕴郁气分，故其治疗应当使用清热解毒、渗湿凉血药物，如茵陈、败酱草、金钱草、寒水石、龙胆草、板蓝根、蒲公英等。若值冬季，因于寒气闭塞，也易致内热偏盛，应当重用清热凉血解毒药物。实验室检查胆固醇偏高者，临床表现多为脾气虚、湿浊内盛等证，故其治疗应以健脾祛湿为主。B超检查表现为肝脾肿大者，中医诊断多属于"癥瘕积聚"的范畴。治疗中当配合活血化瘀的药物，如三棱、莪术、桃仁、红花等；其他如鳖甲、龟甲等软坚散结药物对肝脾肿大，红细胞、白细胞偏低者用之较好；生牡蛎散结软坚活血，尚能利水；马鞭草宜于脾肿大、脾区或左侧胁下痛，但不宜多用，每剂5g为宜，多用反而会导致胁痛加重。活血药物在慢性肝炎、肝脾肿大者中使用较广，特别是妇女患者见肝功异常、胁痛明显，单纯使用滋补肝肾法效果不满意，配伍上述活血化瘀药物，肝功能恢复较快，胁痛减轻，具有较好的效果。

（四）理气以行郁，巧妙运用理气药

王老认为"郁"为百病之源，诸疾之始。"郁"有郁结、滞而不通之义，有气郁、湿郁、热郁、痰郁、血郁、食郁之分。王老认为"郁"在肝病的发病过程中尤为重要，因为气郁则生湿，湿郁则生热，热郁则生痰，痰郁则血不行，血郁则食不消，郁久则可导致积聚、臌胀的发生。

以上六郁和七情内伤可相因为病。因为诸郁的关键在气化不利，故治疗应当以顺其气化为先，疏气令调，郁结自散。理气药物既可健脾止痛，又可解郁除满，亦有一定的软肝散结作用。而且诸郁多以气滞血瘀为转归，诸郁之中以气郁和血郁占多数，故王老在治疗肝病时，常用行气活血解郁药。

肝病患者善怒，易于损伤脾胃。临床上肝病常易见肝胃不和，食而不化，脘闷腹胀，食后加重，属肝郁脾虚证候。王老认为使用舒肝健脾药物，特别是理气药，不仅能清除胀满、健脾益胃，而且兼能去热，因为理气药能疏郁散火，所谓"治火先行气，气顺火自降"的说法良有以也，比如青皮入肝胆二经，为行气化滞必用之品。若气滞兼有气血两虚，法当益气养血为主，可少加青皮、木香等，疗效较好；肝区疼痛，兼见体胖，病属气虚兼有气滞，除用人参、黄芪补气之外，酌加青皮、木香、砂仁等舒气化滞，可使补益不滞，相辅相成。常用的疏肝理气药物有青皮、陈皮、枳壳、郁金、香附、延胡索、川楝子、大腹皮、槟榔、旋覆花、赭石、木香、乌药等，常用的健胃化湿药物有藿香、佩兰等。

（五）多法运用，以求"肝和"

肝为将军之官，主藏血，主疏泄，体阴而用阳。外感湿热疫毒之邪，或内有饮食七情之伤，都会影响其疏泄和藏血之功能。正如沈金鳌在《沈氏尊生书》中所言："一阳发生之气起于厥阴，而一身上下其气无所不乘，肝和则生气，发育万物，为诸脏之生化，若衰与亢，则为诸脏之残贼。"沈氏强调了"肝和"的生理意义，并从病理角度强调"百病皆始生于气"的要害是肝为残贼，一旦肝病（肝衰或亢）即可贻害于诸脏腑。王老发挥沈氏之理论，认为肝病之治疗，其法多端，但不外乎"平其亢""补其衰""疏其郁"三法，根本目的在于"以求肝和"。肝脏体阴而用阳，其体为阴，故阳邪侵袭易使阴液受灼而致其衰，其用为阳，七情之伤，易致其阳亢，故"平亢""补衰"之法常用，但王老强调"疏郁"之法应贯穿在"平亢""补衰"之中。正如唐容川在《血证论·脏腑病机论》中所言："木之性主于疏泄，食气入胃，全赖肝木之气以疏泄之而水谷乃化。设肝之清阳不升，则不能疏泄水谷，渗泄中满之证，在所不免。"因此，王老认为治疗肝病，一要分清肝之衰亢，二要常以疏肝为枢机。例如，临床治疗肝炎，常以清热解毒利湿、活血化瘀、滋补肝肾为"平亢""补衰"之常用法，疏肝理气、疏调脾胃为"疏郁"之常用大法，柴胡、枳壳、青皮、陈皮、香附、郁金、木香、砂仁、川楝子等理气药为常用的臣佐之药。在肝病治疗中适当使用理气药物，有助于肝主疏泄功能的恢复，有助于主药疗效的提高，从而达到"肝和"。

三、王老治疗急性黄疸型肝炎的思想及方法

王老借鉴历代医家治疗黄疸的理论和经验，结合自己多年的临床实践，形成了独特的学术思想和治疗方法。王老对黄疸的病因、病理论述的极为详尽，对黄疸的预后也找到了一定的规律。王老认为《金匮要略》所述，"黄疸之病，当以十八日为期，治之十日以上瘥，反剧为难治"的认识是很确切的，阳黄多在1~2周消退，阴黄则退之较难，而且有可能转变为肝硬化，整个疾病的发生、发展及预后的根本病机为湿热之邪与人体正气相互作用的结果。湿热之邪侵入机体，由于人体的禀赋强弱不一，感受外邪的轻重差异，则可表现复杂的临床症状。黄疸

经久不愈，正气受损，亦会产生痰、瘀、水等病理产物，即临床常见的臌胀证，其治疗很难用一方一药来解决。

（一）辨证规律

王老根据多年的临床经验，对于急性黄疸型肝炎的治疗多运用三焦辨证的方法，结合脏腑辨证的规律，形成治法如下。

1.湿热并重型

根据湿热之邪侵犯脏腑的病位不同，又可分为湿热偏于上、中二焦和湿热偏于中、下二焦。

（1）湿热偏于上、中二焦

主要表现：黄疸较重，恶心，厌食油腻，口渴，食欲不振，小便短赤，大便秘，舌苔黄厚腻，脉弦滑有力。

辨证：湿热郁阻，胆汁排泄不畅，泛溢肌肤，发为黄疸；湿热内郁，上、中焦气机不畅，脾为湿困，失于健运，故见恶心、厌食油腻、食欲不振；热邪内盛，耗伤津液，故见口渴、小便短赤、大便秘；舌苔黄厚腻，脉弦滑有力均为湿热内盛之象。

治法：清热利湿，芳香疏气。

方药：茵陈蒿汤合甘露消毒丹加减。

茵陈30g，炒栀子9g，酒大黄3g，滑石15g，藿香9g，陈皮9g，白蔻仁4.5g，板蓝根15g，泽泻12g。

（2）湿热偏于中、下二焦

主要表现：周身发黄，发热，食欲不振，恶心，厌油腻不明显，少腹胀，皮肤发痒，小便短赤，时有小便灼热感及刺痛，舌苔白，脉弦滑稍数。

辨证：湿热内蕴，胆汁泛溢肌肤，故见周身发黄、发热；湿热阻于中、下二焦，脾胃气机不畅，脾失运化，故见食欲不振、恶心、厌食油腻不明显、少腹胀；湿热内盛，耗伤阴液津血，肌肤失养，故见皮肤发痒；湿热下注，故见小便短赤，时有灼热感及刺痛；舌苔白、脉弦滑稍数均为湿热内盛，湿邪偏重之象。

治法：利湿为主，兼清热凉血。

方药：茵陈蒿汤合八正散加减。

茵陈 30g，炒黄柏 9g，炒栀子 9g，瞿麦 15g，滑石 15g，通草 4.5g，牡丹皮 9g，车前子 12g（包煎），淡竹叶 6g，地肤子 12g，海金沙 12g。

2. 湿重热轻型

主要表现：面目俱黄较前一类型轻，脘腹胀满，小便频数，尿短黄，渴不思饮，食欲不振，身重腿沉，时有浮肿或便溏，舌苔白，脉弦滑数。

辨证：湿热蕴结，胆汁排泄不利，发为黄疸；湿困脾阳，运化失职，中焦气机不畅，故见脘腹胀满、小便频数、食欲不振；热邪灼津，但湿邪更重，故见渴不思饮、尿短黄；湿性黏滞，湿性趋下，故见身重腿沉、时有浮肿或便溏；舌苔白、脉弦滑数均为湿热内蕴，湿重于热之象。

治法：利湿为主，疏气为辅，兼与清热。

方药：茵陈五苓散合实脾饮加减。

茵陈 30g，炒栀子 9g，茯苓 9g，猪苓 15g，泽泻 9g，木瓜 9g，生薏苡仁 30g，厚朴 6g，青皮 9g，陈皮 9g，金钱草 30g，车前子 12g（包煎）。

若见舌苔白腻黄垢，有秽浊之气，加芳香化湿之品。

3. 热重湿轻型

主要表现：面目俱黄，口苦口干思饮，脘闷心烦，不思纳食，恶心厌油腻，身热，溲黄，大便干燥，舌苔边白中黄厚，脉弦滑数。

辨证：湿热蕴阻，胆汁泛溢肌肤，故见面目俱黄；湿热内蕴，耗伤津液，阻遏气机，故见口苦口干思饮、脘闷心烦、身热、溲黄、大便干燥；湿邪困脾，脾失健运，故见不思纳食、恶心厌油腻；舌苔边白中黄厚、脉弦滑数均为湿热内蕴，热重于湿之象。

治法：清热为主，佐以渗湿。

方药：茵陈蒿汤、黄连解毒汤、龙胆泻肝汤加减。

茵陈 30g、炒栀子 9g、大黄 4.5g、炒黄柏 9g、酒黄芩 9g、板蓝根 15g、天花粉 15g、龙胆草 9g、车前子 15g（包煎）。

4. 湿热炽张型

湿热炽张型相当于急性肝萎缩。

主要表现：烦躁不安，神识昏迷，腹胀满如囊裹水。

辨证：湿热炽盛，热毒攻入心包，蒙蔽清窍，扰乱神明，故见烦躁不安、神识昏迷；湿热邪毒充炽三焦，水液运化失职，停聚腹中，故见腹胀满如囊裹水。

治法：清热解毒，利湿，开窍。

方药：茵陈蒿汤合甘露消毒丹加减。

茵陈 30g、炒栀子 6g、黄连 6g、石菖蒲 9g、天竺黄 9g、莲子心 4.5g、茯苓 30g、灯芯草 1.5g、连翘 9g、犀角 6g、川贝母 9g、车前子 15g（包煎）。

成药：局方至宝丹与牛黄清心丸交替使用。

方中黄连、莲子心、连翘苦寒，以苦入心，寒胜热，故能清泻心经之火；犀角（水牛角代）咸寒，清心经之热；川贝母清心祛痰；菖蒲入心开窍。出现脱证时，可加生脉散。配合局方至宝丹与牛黄清心丸以清热开窍，镇痉安神。

王老根据黄疸的轻重，又分为重型和轻型两种。

（1）重型：湿热弥漫三焦，且热重于湿。

主要表现：黄疸重，恶心，呕吐，厌油，发烧口渴，便干，尿赤，脉弦滑数，苔黄厚而燥。

治法：清利湿热，活血解毒，芳香透表。

方药：栀子柏皮汤、白虎汤、藿香正气散、龙胆泻肝汤加减。

茵陈 90g，生石膏 30g，炒知母 9g，炒黄柏 9g，藿香 9g，佩兰 9g，鲜白茅根 30g，杏仁 9g，赤芍 15g，牡丹皮 15g，泽兰 15g，酒龙胆草 9g，六一散 9g（包煎。）

高烧（39℃以上）或兼神昏谵语者，加服安宫牛黄散 2g，每日分两次冲服；或加服紫雪散 3g，每日分两次冲服；或加服局方至宝丹一丸，每日分两次服。便秘者加酒大黄 9g，瓜蒌 15g。

（2）轻型：湿热滞留于上、中二焦，且湿重于热。

主要表现：黄疸轻，恶心，厌油，时呕，口不干，不思饮，困倦，食后腹胀，大便不干时溏，脉滑少数，舌苔白腻。

治法：利湿清热，活血芳化。

方药：茵陈五苓散合三仁汤加减。

茵陈 30g，藿香 9g，茯苓 12g，杏仁 9g，生薏苡仁 12g，草豆蔻 6g，白芍 12g，赤芍 12g，当归 9g，酒黄芩 9g，六一散 12g（包煎）。

低烧者（37~38℃）可加鲜白茅根 30g，青蒿 12g 或灯心草 1.5g；大便溏、纳差者，加焦白术、谷芽、稻芽各 9g。

（二）治疗急性黄疸型肝炎的用药特点

1.清热利湿药的应用

王老主张急性黄疸型肝炎黄疸较重时，其根本病机为湿热内蕴，气机不畅，故清利湿热为治疗急性黄疸型肝炎的首务。

因此王老认为在黄疸较重的急性期，重用茵陈可取得较为理想的效果，最大常用到120g。如兼见外感时，可用藿香、佩兰、薄荷、白芷芳化清热解表；兼见失眠时，可用益元散、酒龙胆草清热利湿安神。

2. 活血化瘀药的运用

王老认为黄疸多因热毒蕴于血分，血行不畅是急性黄疸型肝炎的常见病因。故王老主张退黄时一定要加活血药，常用的活血药有当归、赤芍、白芍、泽兰、牡丹皮等，加入活血药有明显加速退黄的作用。

3. 解毒药的应用

瘀毒内蕴是急性黄疸型肝炎的又一病理特点，因此王老广泛运用解毒药。王老认为急性黄疸型肝炎的解毒药又可分为清热解毒、凉血活血解毒、化痰活络解毒等药，临床要灵活运用。如黄疸退而肝功能（指谷丙转氨酶）不好转者，可加清热解毒药，如蒲公英、紫花地丁、板蓝根、石见穿等；急性黄疸型肝炎初期肝脾肿大，多为毒热瘀血所致，当选用凉血活血解毒药，如郁金、丹参、重楼、鲜白茅根等；后期肝脾肿大（指急性期后开始向慢性迁延）多为湿热郁久化痰，痰阻血络所致，当化痰活络解毒，可选用杏仁、橘红、土贝母、土茯苓等。

4. 湿热下注型黄疸的用药特点

临床上还有一些急性黄疸型肝炎的患者，其黄疸持续不退，为湿热下注所致，症见尿黄赤灼热、尿频尿痛、大便干、时有发烧、舌苔少黄、脉弦数。王老多以清热利湿，解毒通淋治之法治疗，多选用茵陈蒿汤合八正散加减。其方如下：

茵陈60g，酒大黄9g，萹蓄30g，瞿麦15g，酒黄芩9g，赤芍12g，牡丹皮12g，泽兰15g，金银花30g，木通4.5g，六一散 12g（包）。

四、王老治疗急性无黄疸型肝炎的思想及方法

祖国医学里没有对本病的系统记载。急性无黄疸型肝炎与湿温、胁痛、肝胃不和等证候极为相近。因为本病的症状表现，均非肝炎所特有，故不像黄疸病记载得那样详尽。王老认为本病多因湿热外邪所引起，且多是湿多于热。初期临床表现多见倦怠，食欲不振，脘胁胀痛，腹胀肠鸣，或见午后低热，恶心，厌油腻，溲黄，便溏，或伴有头晕目眩等。脾主四肢，脾阳不足或脾为湿困，则四肢倦怠；胃肠湿热结滞可引起便溏或腹泻；湿热之邪壅积胃腑，致使脾气不升，胃气不降，则恶心、厌油腻；肝胆郁热则胁痛；气滞血瘀，阻于经络，则见肝脾肿大、胁下积块；如果湿伤于下，就会出现两腿酸软沉胀的感觉。

古代医学文献中有不少类似本病证候及流行特点的记述。如《黄帝内经》提到"燥气流行，肝木受邪，民病两胁下少腹痛"，说明中医早已认识到本病（无黄疸型肝炎）也是有传染性的。《医学入门》提到"肝热郁，则胁必痛，发寒热，胁痛似有积块"，这些都说明肋间属于肝，并认识到肝脾肿大之存在。又如"肝热病者，小便先黄"，以及温病中的"湿郁三焦，脘闷便溏"等，结合历代医家的论述，王老认为湿热是本病发生的主要因素。

（一）辨证规律
根据脏腑辨证的规律，王老认为本病可分如下四型。
1.脾为湿困型（湿重）
主要表现：四肢倦怠，腹泻或便溏，呕逆，脘闷腹胀，不

思饮食，小腿酸胀，溲淡黄，矢气较多且下午为著，舌苔白滑，脉弦滑。

辨证：脾为气血生化之源，脾为湿困，气血生化乏源，故见四肢倦怠；脾失健运，中焦气机不畅，故见呕逆、脘闷腹胀、不思饮食、腹泻或便溏；湿性趋下，故见小腿酸胀；湿热困脾，脾阳受损，故见小便淡黄、矢气较多且下午为著；舌苔白滑、脉弦滑均为脾虚湿热之象。

治法：淡渗利湿，佐以芳化疏气。

方药：茵陈五苓散、实脾饮、防己黄芪汤加减。

茵陈 18g，茯苓 15g，焦白术 9g，木瓜 12g，薏苡仁 12g，枳壳 9g，青皮 9g，陈皮 9g，厚朴 6g，泽泻 9g，杭白芍 12g，藿香梗 6g，防己 12g，金钱草 15g。

2. 阴虚血热型

主要表现：四肢倦怠，午后发热，热势不高，手足心热，食欲一般，便溏，溲黄或白，脉弦细稍数。

辨证：湿热内蕴日久，耗气伤津，阴虚则阳偏亢，内热自生，故见四肢倦怠、午后发热、热势不高、手足心热；脾虚失运则见食欲一般、便溏；溲黄或白、脉弦细稍数均为湿热留恋，阴虚血热之象。

治法：养阴清热，健脾祛湿。

方药：青蒿鳖甲汤加减。

茵陈 18g，枳壳 6g，青蒿 15g，鳖甲 15g，地骨皮 15g，知母 6g，黄柏 6g，白薇 9g，杭白芍 15g，生地黄 12g，香附 9g，牡丹皮 9g，白茅根 12g。

若向来没有手足心热等症状而湿证明显者，可用白术除湿汤加减。

白术除湿汤方：炒白术 30g，生地黄 21g，地骨皮 21g，泽泻 21g，知母 21g，赤茯苓 15g，党参 15g，炙甘草 15g，柴胡 15g。

3. 气滞血瘀型（湿热并重）

主要表现：四肢倦怠，恶心，厌油腻，胸胁痞满，右胁刺痛，腹胀，频转矢气，大便秘或正常，小便短黄，脉弦滑有力，苔白或黄。（转氨酶较高，麝浊不高。）

辨证：湿热内蕴，气滞血瘀。

治法：清热利湿，疏气理血。

方药：茵陈蒿汤合柴胡疏肝散加减。

茵陈 18g，炒栀子 9g，败酱草 12g，枳壳 9g，青皮 9g，陈皮 9g，小蓟 12g，炒川楝子 9g，郁金 9g，牡丹皮 9g，大腹皮 12g，槟榔 12g，木香 4.5g，金钱草 15g，车前子 9g（包煎）。

待转氨酶正常可去败酱草、金钱草、小蓟等而酌加活血化瘀之品。

4. 肝胃不和型

主要表现：右胁胀痛，脘闷，嗳气吞酸，口干口苦，时有腹胀，疲倦，烦躁易怒，溲黄，舌苔白腻中黄，脉弦滑有力。

辨证：湿热内蕴，阻碍气机，故见右胁胀痛、脘闷、口干；肝胃不和，肝气犯脾，脾虚失运，故见嗳气吞酸、口苦、时有腹胀、疲倦、烦躁易怒；溲黄、舌苔白腻中黄、脉弦滑有力均为湿热内蕴，热重于湿之象。

治法：清热利湿，舒肝和胃。

方药：龙胆泻肝汤合理气健脾丸加减。

茵陈 30g，败酱草 15g~30g，蒲公英 30g，板蓝根 15g，牡丹皮 9g，金钱草 15g~30g，龙胆草 6g，木香 6g，青皮 9g，陈皮

9g，砂仁 4.5g，炒栀子 9g，半夏曲 15g，醋柴胡 9g。

（二）临证备要

对于急性黄疸型肝炎的发病过程，王老认为"湿得热而益深，热因湿而愈炽"描写得很确切。在治疗上用茵陈蒿汤随症加减，效果比较显著。茵陈蒿汤是以茵陈为主，清热利湿退黄，合栀子清三焦之火，配合大黄通里泻热，三味药均属苦寒，泄降下行，使湿热之邪从下而降。黄疸的发生为郁热在里，不得外越，热邪与湿邪相合，则湿热熏蒸，发为黄疸。使用此方在于清泄郁热，通利湿邪，邪有出路，黄疸自除。但是，在治疗时不宜过用寒凉，用则必须辅以渗泄，佐以甘平，则湿可除，热亦解。若寒凉太过，重伤脾胃，即容易产生变证。渗湿之药如车前子、滑石、猪苓、泽泻等均可选用。倘湿热之邪在上，而有恶心呕吐者，可再加芳香化湿之品，如藿香、草豆蔻、砂仁等。这样，不仅可使症状尽快消退，又能防止苦寒损伤脾胃，而免致腹胀、腹痛、腹泻等症发生。

对肝炎后血胆红素持续增高，并见有寒湿之象者，王老多用茵陈附子干姜汤加减进行治疗，有一定的疗效。

王老认为急性无黄疸型肝炎，病因虽同属湿热，但黄疸型的特点为热盛于湿，无黄疸型则湿盛于热，是以不用苦寒重剂，而只用一般清热解毒、渗湿、理气之法即可收效。由于肝炎患者，多兼见肝胃不和的症状，所以还应当配合一些理气健胃药物。

五、王老治疗慢性肝炎的思想及方法

（一）病因病机

慢性肝炎多属祖国医学里的阴黄、胁痛、郁证、积聚等病。

本病多由急性肝炎之湿热留恋，肝脾郁久，而致气虚血亏，或气滞血瘀，迁延不愈日久，或由于自觉症状较轻，忽视治疗转变而成慢性。若在急性期湿热未清，或因饮食劳倦损伤脾胃，郁怒伤肝，气滞血瘀，以及痰饮、食积、风寒等等，均可引起脾胃功能失调，而出现脘闷腹胀，嗳气吞酸，四肢倦怠等症状。若基于上列病因，加之肝气郁结，气滞血淤，也可以出现胁肋胀痛、腹生积块（肝脾肿大）。

慢性肝炎的症状要比急性肝炎复杂。如在急性期间胁肋多数不疼，或痛亦较轻，但在慢性肝炎却成为主要症状之一。肝经循于胁肋，肝气郁结则胁肋疼痛；肝为藏血之脏，人卧则血归于肝，气郁则血行受阻，气血瘀滞，不仅能引起胁痛，而且可导致肝脾肿大。

产生胁痛的原因大致如下：一为气郁，大怒伤肝，气郁胁肋；二为瘀血，恶血停留于肝；三为痰饮，痰流注于厥阴之经；四为食积，食停胁下；五为风寒，风寒湿邪停留于肋下。上列原因以气郁和瘀血为多见，也可以说明慢性肝炎之胁痛、肝脾肿大主要由气滞血瘀引起。胁肋痛尚有虚实之分，一般属实者证多善怒，右胁下痛引少腹拒按；属虚者，其疼痛而按之较适，目昏不明。然而，肝脏和其他脏腑是相互影响、相互关联的。如肝气横逆，则影响脾胃运化；反之，脾为湿困或脾失健运，则水谷之精微不能化生，可导致肝虚或气血两虚。若是病久不愈，湿热缠绵，或者急性期过用苦寒之剂治疗，均能损伤脾胃。脾胃为后天之本，生化之源，若脾胃受伤，可导致五脏的精气亏损，而出现肝肾阴虚、心肾不交的证候。轻者多梦失眠、眩晕耳鸣、心悸气短、腰背酸楚、性欲减退，甚则面色晦暗、黄疸不退，久则易变为黑疸。

湿热之毒邪只是造成慢性肝炎的外因，其内在因素为患者正气的虚弱。《黄帝内经》曰"邪之所凑，其气必虚"，就是强调了内因的重要。根据祖国医学"肝藏血""脾统血""肝肾同源""脾为后天之本""脾主谷气""肾为先天之本""肾主纳气"等理论，肝、脾、肾三脏和气血两方面是互相联系和互相影响的。慢性肝炎正气虚弱，主要指肝、脾、肾三脏和气血两方面的失调。

（二）辨证论治

王老认为肝炎急性期，由于邪气实是主要矛盾，因此治疗上必须以祛邪为主，而到了慢性期，人体的正气虚是主要矛盾，所以治疗应以扶正为主，或适当加以祛邪。

1. 辨证规律

从临床实践观察，慢性肝炎多见以下几种类型：

（1）气血两虚型

主要表现：心悸，气短，全身无力，面色苍白，消瘦，精神不振，肝区隐痛，苔薄白或无苔，脉沉细。本证多见于迁延性肝炎，慢性肝炎，早期肝硬化，长期肝功能不正常者。

治法：补气养血柔肝。

方药：补气养血汤加减。

生黄芪 15g，白芍 15g，当归 12g，丹参 12g，何首乌 15g，黄精 12g，生地黄 12g，续断 15g，五味子 12g，生甘草 9g。

转氨酶长期不降，舌质红者，加土茯苓 15g、大枣十枚，或加土贝母 15g；舌质淡者，加白芷 9g；麝浊、麝絮长期不降者，每日中午加服一丸河车大造丸；白球蛋白比值倒置者，加龟甲 12g、鳖甲 12g；肝肿大者，加延胡索 9g、重楼 9g、泽兰 9g；脾肿大者，加生牡蛎 15g、地龙 12g；食欲不振者，加山楂 9g、白术 9g；牙出血者，加小蓟 15g、血余炭 12g。

（2）脾肾两虚型

主要表现：午后腹胀，食欲不振，下肢轻度浮肿，腰腿酸痛，足跟痛，疲乏身倦，大便溏泻，小便多，苔薄白或无苔，或舌体胖边有齿痕，脉沉细滑。本证多见于迁延性肝炎，慢性肝炎，早期肝硬化，肝功能长期不正常者。

治法：健脾补肾。

方药：健脾补肾汤加减。

党参 15g，白术 12g，茯苓 12g，白芍 12g，当归 12g，五味子 12g，续断 15g，菟丝子 12g，厚朴 9g，香附 9g。

腹泻者，加苍术 9g、芡实 9g、诃子 15g；腰腿酸痛、足跟痛者，加牛膝 12g、生薏苡仁 12g、淫羊藿 15g；夜尿多者，加鹿角霜 12g、女贞子 12g；腹胀甚者，加冬瓜皮 12g、木香 4.5g；肝区隐痛者，加桑寄生 15g、木瓜 12g。

（3）肝肾阴虚型

主要表现：腰腿酸软，四肢无力，劳累则肝区痛，心慌气短，夜寐多梦，精神疲倦，头晕目眩，时有盗汗，舌净无苔或舌质稍红，脉沉细弦。本证多见于迁延性肝炎，慢性肝炎，肝功能长期不正常者。

治法：滋补肝肾。

方药1：滋补肝肾汤加减。

北沙参 15g，五味子 12g，生甘草 9g，白芍 15g，续断 15g，菟丝子 15g，女贞子 15g，何首乌 12g，黄精 12g，当归 12g。

方药2：舒肝解毒汤加减。

茵陈 15g，当归 12g，白芍 12g，远志 9g，柏子仁 12g，黄芪 15g，桑寄生 24g，枸杞子 12g，香附 9g，郁金 9g，墨旱莲

12g，女贞子 24g，党参 9g，焦白术 9g，炒枣仁 12g。

腰痛甚者，加狗脊 12g、桑寄生 15g；盗汗多者，加生龙骨 15g、生牡蛎 15g、浮小麦 15g、乌梅 9g；失眠重者，加远志 12g、百合 12g；梦遗滑精者，加芡实 12g、补骨脂 12g、诃子 12g；肝区疼重者，加重楼 9g、黄连 4.5g。

（4）肝胃不和型

主要表现：恶心欲吐，呕逆嗳气，食后胃脘胀闷，时有胃痛，两胁窜痛，厌油，大便时干时稀，舌苔白或黄，脉弦滑细。本证多见于迁延性肝炎，慢性肝炎，转氨酶长期不降者。

治法：疏肝和胃，养血柔肝。

方药 1：自拟方

旋覆花 9g（包煎），生赭石 9g（先煎），木香 9g，佩兰 9g，焦白术 9g，酒黄芩 9g，白芍 12g，当归 9g，草豆蔻 6g，香附 9g。

方药 2：自拟方

茵陈 15g，厚朴 9g，香附 9g，青皮 9g，陈皮 9g，茯苓 12g，杭白芍 12g，赭石 9g（先煎），旋覆花 9g（包煎），木香 6g，砂仁 4.5g，焦槟榔 9g，延胡索 9g。

胃脘胀甚者，加沉香末 1.5g（分冲）；两胁窜痛甚者，加木瓜 12g、延胡索 9g；大便干者，加瓜蒌 15g、焦神曲 30g、焦山楂 30g、焦麦芽 30g、焦槟榔 30g；纳少体虚者，加党参 15g、茯苓 12g。

（5）气滞血瘀型

主要表现：两胁作痛，痛有定处，肝脾肿大，边缘锐利，身上有出血点或面有色素沉着，舌质紫绛，或有瘀斑，舌苔白或无苔，脉沉弦。本证多见于慢性肝炎，早期肝硬化，长期肝功能不正常者。

治法: 疏肝理气,活血化瘀。

方药: 自拟方

葛根 9g, 红花 15g, 重楼 9g, 白芷 9g, 泽兰 15g, 赤芍 12g, 白芍 12g, 郁金 9g, 五味子 12g, 生甘草 9g, 枳壳 9g。

气短心悸者,加生黄芪 15g;纳少腹胀者,加党参 15g、白术 9g、焦山楂 12g、焦神曲 12g、焦麦芽 12g;身有出血点,舌质绛者,加石见穿 15g、蒲公英 15g;肝脾肿大不消者,加王不留行 12g、生牡蛎 15g、地龙 12g;肝痛不止者,加没药 9g、五灵脂 9g。

(6)脾湿胃热型

主要表现: 口干口苦,食纳欠佳,脘腹作胀,嘈杂反酸,或恶心呕吐,小便量少,全身困倦,舌苔白或黄,脉沉弦滑。本证多见于迁延性肝炎、慢性肝炎,转氨酶不正常者。

治法: 健脾和胃,清热利湿。

方药: 荣肝汤加减。

党参 24g, 生石膏 18g, 白术 9g, 苍术 9g, 法半夏 9g, 藿香 9g, 佩兰 9g, 白芍 12g, 当归 9g, 黄连 4.5g, 车前子 12g(包煎)。

腹胀甚者,加茯苓 15g、沉香面 1.5g(分冲);食欲不振者,加草豆蔻 3g、杏仁 9g、橘红 9g;转氨酶长期不降,舌质红者,加酒龙胆草 9g、板蓝根 15g;舌质淡者,加五味子 12g、生甘草 9g;吐酸者,加煅瓦楞子 30g、刀豆 30g。

(7)湿热下注型

主要表现: 食纳正常,食后腹胀,有时伴腹痛,小便黄赤,大便不畅日行 3~4 次,舌质红,舌苔白腻或黄,脉沉弦滑。本证多见于慢性迁延性肝炎,转氨酶长期不降者。

治法：清热导滞，利湿解毒。

方药：茵陈蒿汤合白头翁汤加减。

大黄 9g，白头翁 12g，秦皮 12g，马齿苋 15g，茵陈 15g，赤芍 15g，牡丹皮 9g，六一散 12g（包），黄连 3g，藿香 9g。

大便有黏液者，加焦槟榔 9g、山楂 15g；小便量少者，加车前子 9g（包煎）、泽泻 9g。

（8）肝胆湿热型

主要表现：口干口苦，两胁持续作痛，小便黄赤，大便干燥，身体渐胖，胃脘作胀，时有烦躁，舌质红，舌苔白腻或黄厚，脉弦滑。本证多见于慢性迁延性肝炎，脂肪肝，转氨酶长期不降，胆固醇增高，或合并胆道感染者。

治法：清热平肝，凉血解毒。

方药：龙胆泻肝汤加减。

茵陈 15g，醋柴胡 9g，酒龙胆草 9g，小蓟 15g，赤芍 12g，牡丹皮 12g，石见穿 15g，白矾 3g，郁金 9g，泽兰 4.5g。

厌油者，加藿香 9g、佩兰 9g；胆固醇高者，加山楂 15g、决明子 15g；大便干者，加酒大黄 9g；小便黄者，加六一散 12g。

2. 临证备要

上述八种分型是根据王老的实践体会而提炼出的方法，便于临床治疗，不是绝对的，有时可以兼见二型，所以要灵活掌握，随证化裁。根据祖国医学"治肝先实脾"的法则，治疗肝病时应先调理脾胃，使肠胃的消化、吸收功能正常，肝脏得以荣养。由于"肝肾同源"，所以补肾阴也能使肝脏得以涵养。若病见气滞血瘀，则要行气活血；若病见气虚血亏，则应补气养血。

总之，慢性肝炎的治疗应以扶正为主，而扶正主要指调补肝、脾、肾三脏和气血两个方面。当病人的症状以消化系统紊乱为主时，应调理脾胃；以神经系统紊乱为主时，应调补肝肾；两者都不明显时，治疗应从气血着手。现将王老治疗该病的临证备要概括如下。

（1）不可忽略残存的湿热之毒。虽然在慢性肝炎中，病邪已不是矛盾的主要方面，而且扶正即能祛邪，但是仍然不可忽略残存的湿热之毒，必须彻底清除之。上述八型的治疗都贯穿着"在扶正的基础上兼以祛邪"的法则。慢性肝炎的病邪主要是湿热之毒，治疗时在扶正的基础上，常用的祛邪方法有以下四种：一是利水通便解毒，使病邪从二便而出，可用酒大黄、白头翁、秦皮通大便，车前子、木通、滑石利小便；二是芳香化湿解毒，将病邪从血分引到气分，从表而解，可用藿香、佩兰、白芷、野菊花等；三是活血凉血解毒，将病邪消化在血分，可用小蓟、生地黄、赤芍、牡丹皮、鲜白茅根等；四是酸敛解毒，酸药有收敛的作用，使湿热之毒不易扩散，将病邪困于肝内消灭之，可用五味子、乌梅、诃子、五倍子等。

（2）临床辨湿热之毒邪未消时，当辨其舌质及有无消化系统症状。有消化系统症状，舌质淡者，是邪在气分，治宜芳香化湿解毒；无消化系统症状，舌质红者，是邪在血分，治宜活血凉血解毒；二便不通时，用利水通便解毒；症状不明显时，用酸敛解毒。

（3）辨胁痛。胁痛也是慢性肝炎的主要症状之一，要详细辨别肝区痛的性质。肝区胀痛，痛有定处，有压痛者为毒邪弥漫，应解毒止痛；肝区刺痛，痛有定处，无压痛者为气滞血瘀，应活血化瘀；肝区隐痛，劳累后加重，按则舒适者为血虚，应养血柔肝；肝区闷痛，痛无定处，时痛时止者为肝郁气滞，应疏肝解郁。

胁肋窜痛以气郁为主者，治宜疏肝理气，用柴胡疏肝散加减；有瘀血者多见刺痛，而且痛而不移，治宜活血化瘀，用复元活血汤、膈下逐瘀汤加减；属于痰饮作痛者，必漉漉有声，以二陈汤加白芥子主之；一般肝虚作痛者较为多见，为阴虚血燥、肝脉失养所致，证见胁痛喜按、目昏不明、遇劳加重、忍饥即发，治宜滋补肝肾之阴或养血柔肝，用滑氏补肝散（滑氏补肝散方：炒枣仁 12g，熟地黄 9g，白术 3g，当归 9g，山茱萸 9g，川芎 4.5g，木瓜 6g，独活 1.5g，五味子 3g）加减，疗效尚称满意；肝实作痛者多见胁肋痛、痛引少腹、善怒（肝气实则怒）、脉弦数急，治宜龙荟丸加减。

（4）辨发热。对慢性肝炎出现的低烧，亦要详细辨清其性质。低烧、时烦躁、黄疸未净、舌有白黄苔，为肝胆余热未清，宜用丹栀逍遥散；午后低烧，伴手足心热、盗汗、舌质红，为阴虚血热，宜用青蒿鳖甲汤；上午即烧、气短心悸、自汗、舌胖质淡，为气血两虚，宜用八珍汤。

低烧因湿郁者，渴不多饮或不渴、身痛、汗出热解继而复热、舌苔淡黄而滑，脉缓或滑。外邪盛者，理当汗出而热解，今解而复热，原因有二。一是湿热之邪较深，汗已出而邪未出，故复热，宜用白术除湿汤加薄荷、淡豆豉、荆芥穗等。处方：茵陈 6g，荆芥穗 6g，淡豆豉 9g，柴胡 9g，白术 9g，茯苓 15g，生地黄 12g，地骨皮 12g，党参 9g，甘草 6g，知母 9g。方用荆芥穗、薄荷、豆豉清热解表，柴胡解肌腠之邪，使深入之邪随汗而解；白术、茯苓健脾祛湿，热去湿除，其热自平；生地黄、地骨皮清热凉血；党参健脾益气，甘草和中；知母清肺降火，润肾滋阴，为退实热、清虚热之良品。二是湿热之邪较盛，汗出为湿热相争之故。湿属阴邪，邪气留恋，不容易因汗出而退，故继而复热，宜用黄芩滑石汤加减。处方：生石膏24g，青蒿15g，黄芩9g，滑石12g，茯苓皮15g，大腹皮12g，白蔻仁6g，通草4.5g，猪苓12g。方用石膏清气分热，青蒿清血分热，黄芩、滑石、茯苓皮清湿中之热，白蔻仁、猪苓宣利湿邪，再加大腹皮、通草共成宣气利小便之功。气化则湿化，小便利则邪有出路，而热自清矣。

（5）辨黄疸。慢性肝炎由于肝胆湿热未清，有时还可以出现黄疸。若黄色鲜明则属阳黄范围，治疗原则与急性黄疸型肝炎相同。若黄色晦暗则属阴黄范围，有寒湿伤阳之象，治当温运脾阳，以化湿浊。因其病情程度不同，治法也有区别。如为病已久，黄疸仍未退尽，面部微浮，轻度晦暗不泽，尚未转化为黑疸者，多见舌苔白不渴，为热势减而未清，湿邪较盛，阳从阴化的象征，可用茵陈蒿汤、五苓散、栀子柏皮汤等加减，但是须加柴胡、桂枝方可收效。盖柴胡性微温，直入肝胆；桂枝温通经脉，而湿为阴邪，使热邪得清，湿邪可除，黄疸自退。若已转为黑疸，则用茵陈五苓散加益肾之品。寒湿较重，阳虚明显者，可用茵陈附子干姜汤加减治疗。

（6）妊娠期及小儿肝炎。妊娠期肝炎复发，应用白芍、当归养血柔肝，禁用泽兰、丹参等活血药。小儿肝炎加消食导滞药，对三棱、莪术、水蛭、虻虫等破血药，不要轻易使用，若连续使用，应防损伤肝脏，致使肝脏硬化及食道静脉出血。

（7）辨虚实。慢性肝炎由于病程较长，症状也较复杂，是以在辨证时，"辨别虚实"极为重要，因此应以四诊合参，全面观察，认真分析，辨别清楚虚实寒热，区别出来在何脏腑，而后给予治疗。切不可以将假实误认为虚，假虚误以为实，否则就容易差之丝毫，而谬之千里。

例如，在慢性肝炎病人中，有的大便溏泻，经久不愈，从表面看，似有脾虚之候但这类患者，如由于过食肥甘油腻，或误投滋补之品，以致胃肠湿热壅滞，留恋不去，溏泻不已，实属湿热积滞，确自以为虚。故诊病必须详察，虽有便溏，若兼见大便不畅，或大便带有黏液，均属湿热积滞为患，非虚候也，当以清热渗湿化滞为法，药则可用大黄炭或大黄以泄热导滞，邪气去则泻自止。

（8）辨腹泻。湿邪滞腻，更易引起腹泻。盖脾喜燥恶湿，湿伤脾阳，不能渗湿，则最易引起腹泻，故治疗以清渗为主。方如杏仁滑石汤合藿香正气散加减，使湿邪去则腹泻止。药用：藿香梗9g，陈皮9g，厚朴3g，茯苓皮9g，大豆黄卷6g，通草4.5g，薏苡仁9g。至于虚寒水泻，完谷不化者，在肝病中极为少见，但不可不察。

（9）辨腹胀。慢性肝炎常见腹胀，此时要详细辨别腹胀性质。例如，食后即腹胀为肝胃不和，应疏肝和胃；午后腹胀为脾胃虚弱，应健脾和胃；持续腹胀为脾虚湿困，应健脾利湿。

腹胀的病因不外湿淫、热郁两端，属脾脏为病者多。湿即水气，病则壅，壅则伤气，气虚不运，腹必作胀；肝热盛者也能影响脾脏，症状多见腹胀、脉濡、便溏如滞不爽，为肝炎常见症状。治以四苓汤加厚朴、杏仁、草豆蔻为法。下肢酸软沉胀者，加木瓜、薏苡仁等。

（10）辨四肢倦怠。四肢倦怠也是肝病常见症状之一。慢性肝病病程较久，但湿热不清，脾为湿邪所困，则清阳不升、浊阴不降，脾运失职，水谷之精微不能化生，多进滋补食品，也不能消化吸收取汁化赤而化生气血。由于脾主四肢，脾为湿困，易生倦怠，切不可单纯地以虚论治，即与补益之品，只有祛湿，疲劳症状方能消退。若见有四肢倦怠、大便溏泻、食谷不化、小便清长白、下肢浮肿，确属虚证者，则应以健脾益气为治。有属虚邪并存者，可施补正祛邪之法，但必须分清主次，才不致有误。

（11）湿热为主要矛盾。慢性肝炎，湿热尚盛（谷丙转氨酶高），并且出现脾虚腹泻，在治疗上，用清热解毒凉血之法，则热势可减，肝功能亦可好转，但腹泻反能加重；倘先用健脾益气药，则湿热之邪益盛，由于肝热刑脾，腹泻亦不能减，反而使谷丙转氨酶上升。经过反复实践，王老认为"湿热"是矛盾的主要方面，在治疗时，应以治疗湿热为主，以健脾益气为辅。待湿热已去，谷丙转氨酶恢复正常以后，再用健脾益气之法，疗效才能牢固。

（12）对肝病的某些体征和化验检查结果的看法。对肝病的西医体格检查及实验室检查结果，临证时首先要辨病与辨证相结合，既要重视化验，又不能单纯依靠检查结果，要紧紧地抓住主证特点，辨证分析，认真加以解决。例如有些病人皮肤出现出血点和蜘蛛痣，从症状来看，有的属于热郁血分，热迫血溢，治法应以清热凉血为主，常用的药物如小蓟、生地黄、白茅根、牡丹皮、白芍、茜草、水牛角等，这些药物对于蜘蛛痣或充血点有一定的疗效，对于降低转氨酶也起一定的作用。

对于谷丙转氨酶的升高，从临床表现看，在急性期多因湿热所致，慢性期则湿热多郁在血分，故治当清热解毒、渗湿凉血，临证可选用茵陈、败酱草、金钱草、炒栀子、牡丹皮、龙胆草、板蓝根、蒲公英、寒水石等药。若值冬季，寒气外闭，内热易盛，加用凉血之品，收效较好。

麝香草酚浊度试验偏高者，其证多属肝肾阴虚，应加用滋补肝肾的药物，如女贞子、枸杞子、五味子等。但是，在恢复肝功方面的治疗中会产生矛盾，有时候用清、渗、凉、解等法，谷丙转氨酶下降，麝浊却见上升，若用滋补肝肾之剂，麝浊虽见下降，而转氨酶又复升高。通过实践体会，如果转氨酶高而麝浊稍高，治则以清热、渗湿、解毒、凉血为主，稍加养阴之品，可使之全面恢复正常；若麝浊偏高而转氨酶稍高，则以滋补肝肾为主，稍加清热解毒之品，效果较好。总之，治疗时应主次分明、用药得当，其证自然迎刃而解。

（13）疏肝理气药的使用。慢性肝炎患者，多兼有气滞血瘀，由于"气行血行""血随气运"，为了达到活血化瘀的目的，临证时加用理气药，即可增进活血通络的功效，而且还能健胃，一举两得。

肝病善怒，易于损伤脾胃，而致脾胃不和，多见纳食不消、脘闷胀满等症。临床上使用理气药，不仅能够消胀除满、健脾益胃，而且兼能去热。一般认为气顺火自降，所以有"治火先治气"的说法。例如，青皮属肝胆二经用药，为去滞行气必用之品。如有气滞，气血又虚，当以补益气血为主，此时可少加青皮、木香等理气之药，效果较好；又如肝区痛、体胖属于气虚者，除用人参、生黄芪之外，再加青皮、木香等药疏气化滞，使之补而不滞、相辅相成。

常用的疏肝理气药物有枳壳、青皮、陈皮、香附、郁金、延胡索、川楝子、大腹皮、槟榔、香橼、木香、乌药等。常用的祛湿健胃药有炒莱菔子、藿香、焦山楂、焦神曲、焦麦芽、白蔻仁、佩兰、厚朴、苍术、茯苓、砂仁、谷芽、稻芽等。

（14）活血药物的应用。活血药物在慢性肝炎或肝脾肿大患

者中使用较广。很多女性患者，见麝浊升高，使用滋补肝肾的
药物效果不显著，配合活血化瘀药物以后，反见肝功能得以恢复，
提高了疗效。

许多慢性肝炎患者，多伴有肝脾肿大，此属中医"癥瘕积
聚"范畴，更确切地说，肝脾肿大应考虑其证属于癥或积，故
治疗时应配合活血化瘀软坚的药物。如三棱、莪术、桃仁、红
花等，专能破血化瘀；鳖甲活血软坚，对白细胞偏低者疗效好；
生牡蛎软坚且能利水；马鞭草能消脾脏肿大，用治脾区痛更佳，
但量不宜多，每次 3~6g 为宜，多用则反使痛剧。

六、王老治疗郁证的学术思想

（一）对郁证概念的认识

王老认为郁证可分为广义的郁证和狭义的郁证。广义的郁
证是指包括外感邪气侵入血脉、情志怫郁而内着脏腑，以致气
机阻滞，导致血瘀、痰结、食滞、火郁等证者，皆属于郁证的
范畴。如《景岳全书·郁证》曰："凡诸郁滞，如气、血、食、痰、风、
湿、寒、热，或表或里，或脏或腑，一有滞逆，皆为之郁。"六淫、
七情所致之郁及《医学正传》所言"夫所谓六郁者，气、湿、热、
痰、血、食六者是也。或七情之抑遏，或寒热之交侵，故为九
气怫郁之候。或雨湿之侵凌，或酒浆之积聚，故为留饮湿郁之疾"，
皆为广义范围内的郁证。因此王老认为凡内伤七情、饮食劳倦、
外感六淫、寒暑不适，以及食积、痰饮、瘀血等都能阻滞气机，
久而生郁。狭义郁证主要是指由情志不舒引起的，以气机郁结
为主要表现的一类病症，是由于情志不舒，脏腑气机郁滞，气
血津液运行紊乱而引起的一类病症的总称。狭义的郁证，临床
多表现为烦躁不安、心情抑郁、胁肋胀痛、食欲不振、二便失调、

头昏眩晕等。《素问·本病论》"人忧愁思虑即伤心",《灵枢·口问》
"悲哀忧愁则心动,心动则五脏六腑皆摇",《素问·举痛论》"思
则心有所存,神有所归,正气留而不行,故气结矣"所言的郁证,
及张景岳认为的"郁为七情不舒"的郁证皆为狭义范围的郁证。

(二) 对郁证病因的认识

1. 气郁是郁证发生的最基本机理

百病皆生于气。如《素问·举痛论》云:"百病生于气也,
怒则气上,喜则气缓,悲则气消,恐则气下,寒则气收,炅则
气泄,惊则气乱,劳则气耗,思则气结。"《灵枢·本神》云:"愁
忧者,气闭塞而不行。"《景岳全书》云:"凡病之为虚为实,为
热为寒,至其变态,莫可名状,欲求其本,则止一气字足以尽之,
盖气有不调之处,即病本所在之处也。"气郁为诸病之始,日久
又可变生他证。如气郁日久则化热化火,火邪内遏,发为火郁;
或由气及血致血郁;气郁又可导致水湿潴留而发湿郁;湿聚酿
痰而又可导致痰郁;气郁不达则脾土壅滞,痰气郁结,湿浊不化,
食滞不消而又易成食郁。因此,王老特别重视气郁在郁证发病
中的作用。王老认为"宣通郁闭,疏调气机"是治疗许多疾病
应该遵循的一个基本原则,并由此形成了他"着眼郁证,注重
调气"的独特治疗思想。这是在广义郁证范围内,王老形成的
治疗方法。

2. 情志不遂是狭义郁证的主要发病因素

在狭义范围的郁证中,王老特别重视情志在郁证发病过程
中的作用。《黄帝内经》首先把情志不畅作为郁证发病的原因之
一,如《素问·阴阳应象大论》所述:"人有五脏化五气,以生
喜怒悲忧恐。"一旦情志不遂,太过与不及,皆可引起五脏气机

壅滞，升降失常。后世陈无择提出郁证的形成总不离乎七情所伤，创立了"七情致郁学说"。又如朱丹溪所说，"气血冲和，万病不生，一有怫郁，诸病生焉"，"郁为七情不舒，遂成气结，既郁日久，变生多端"。王老认为社会环境、人际关系、生活环境、经济状况等皆可为郁证的重要因素。

（三）治疗治郁证的大法

王老对郁证总的治疗原则是调气，用药以疏通为主。气的病变主要有气虚、气郁、气逆三种，三者或能并存。大体郁之实证当用理气补气，郁久化火者当佐清法，气逆者需降气，有虚证者宜加补法。临证时，应审证求因，辨别其在气在血，偏寒偏热，属虚属实，病在何脏何腑等，根据标本、缓急、轻重而灵活用药。

王老常引用叶天士《临证指南医案》中的一段话，"盖郁证全在病者能够移情易性，医者构思灵巧，不重在攻补，而在乎用苦泄热而不损胃，用辛理气而不破气，用滑润濡燥涩而不滋腻气机，用宣通而不揠苗助长"。"郁则闭，宣乃通"，治疗郁证常用苦辛、凉润、宣通之法，而不投燥热、敛涩、呆补之药。理气解郁的药物多属辛香燥热之品，用之不当易于耗气伤阴。故病初时病情较轻，可用药性平和的白蒺藜、梅花、佛手、香橼、玫瑰花等，理气而不耗伤正气。秦伯未在《谦斋医学讲稿》中指出，理气之药"重用、久用能耗气、散气和消耗津液，血虚、阴虚以及火旺等证均当慎用"，而王老认为，理气药物的耗气伤阴作用并不足虑，凡有郁证，如辨证正确，配伍恰当，即可放胆应用，并不会产生副作用。

王老对郁证的治疗，除临床上细辨郁证的症状外，还特别重视患者的性格特征及其社会家庭环境等。如抑郁型性格者易患郁证，郁者多面无光泽，妇女郁证多伴月经失调等等。郁脉多沉，如六脉都沉则为气郁，沉滑为痰郁，沉涩为血郁，沉濡为湿郁，沉数偏热，沉迟属寒，弦者为病轻，而沉细涩为病情较重。

情志怫郁是郁证的主要病因。医者如能解除病人的思想顾虑，树立战胜疾病的信心，适当结合气功、太极拳等，往往可收事半功倍之效。

（四）郁证的辨证用药

1. 肝气郁滞证

主要表现：精神抑郁，胸闷胁痛，腹胀嗳气，太息不畅，不思饮食，舌苔薄白，脉弦或沉涩。

治法：疏肝理气解郁。

方药：以四逆散、逍遥散或柴胡疏肝散等为主方加减，常用药物如柴胡、枳壳、白芍、甘草、香附、郁金、青皮、陈皮、炒川楝子等。

肝胃不和，症见嗳气脘闷重者，加旋覆花、生赭石、半夏、草豆蔻；咽中不适，如有异物梗阻，咯之不出，咽之不下者，为梅核气，可用半夏厚朴汤加减。

气滞血郁，症见胸胁刺痛，痛有定处，或有闭经，脉沉涩或结代者，加当归尾、桃仁、红花、丹参、川芎、延胡索等。

气郁夹湿，症见四肢沉重疼痛、苔腻、脉沉细或濡缓者，加白芷、羌活、苍术、茯苓、泽泻、车前子等。

气郁夹痰，症见咳嗽痰多，胸闷喘满，眩晕恶心，心悸，肢麻，或有结节痰核，苔白薄，脉沉滑者，加瓜蒌、贝母、杏仁、半夏、胆南星、海浮石等。

气郁化火，症见头晕头痛、耳鸣目赤、烦躁、嘈杂吞酸、尿黄便干、苔黄质红、脉沉弦数者，加牡丹皮、山栀子、青黛、淡豆豉、黄芩、黄连、赤芍、生地黄、石菖蒲等。

气郁夹食，症见嗳腐吞酸、脘闷纳少、苔腻、脉滑者，加焦山楂、焦神曲、焦麦芽、焦槟榔、鸡内金、炒莱菔子、苍术、木香等。

2. 气逆证

主要表现：咳喘，呃逆，嗳气，呕吐。

治法：肃肺和胃、平肝降逆。

方药：可选用苏子降气汤、定喘汤、旋覆代赭汤、橘皮竹茹汤等加减。

虚喘属肾不纳气者，可用人参蛤蚧散、金匮肾气丸等。

3. 郁之虚证

久郁伤神、心肝两虚，《金匮要略》称为"脏躁"证。

主要表现：多思苦虑，心悸胆怯，精神恍惚，悲忧善哭，时时欠伸，失眠健忘，面色无华，神疲食少，舌质淡，脉细弱。

治法：养心安神。

方药：甘麦大枣汤、归脾汤加减。

心烦易怒、头晕心悸、失眠、心肝火旺者，加龙齿、珍珠母等；心烦口干、舌红、脉数、阴虚火旺者，加生地黄、麦冬、白芍、黄连等。

七、王老治疗温热病的学术思想

王老擅长治疗温热病。对急性病、温热病及内伤杂病的治疗上，王老继承和发展了孔伯华治疗温热病和现代传染病之特长，赞同刘河间力主外感"六气皆从火化"及内伤"五志皆可化火"等火热之理论，发刘完素火热病机学说的特点，认为"火热"是引起多种疾病的重要原因，处方用药善用寒凉清热，泻热养阴。

（一）六气皆从火化

对于外感疾病，王老参《黄帝内经》病机十九条，发刘河间"六气皆从火化"的理论，注重辨证治疗，认为外感六淫火化都有一个"郁"的过程，即毛孔失司，郁而化热。治疗时，王老重在"发郁"，根据病邪的部位及性质采取不同的祛邪方法。伤于风寒者，辛温解表是正治，尽管证属风寒外感，王老也多不用辛温之麻黄、桂枝，而用通宣理肺法，仿苏羌达表汤之方义治疗之。麻黄、桂枝"猛"，苏叶、羌活"缓"，而且麻黄、桂枝多有禁忌，寒邪停留在卫分的时间也很短，且很快会郁而化热，此时在应用辛温解表药的同时，佐以寒凉药，如金银花、黄芩、石膏、淡豆豉等，这样以甘寒辛散之法治病求本，热势较重者可用甘寒透泄药作为发散之剂。表热证王老多采用辛凉解表、开发郁结之法，善用滑石、甘草、淡豆豉等药，诸药共奏辛凉解郁散热之功。对于外感热病，如果出现恶寒重、发热轻、鼻塞、多流清涕、关节痛身痛者，常以辛温达表之法，选用苏叶、羌活、荆芥、白芷诸药。

对于表证未解，入里化热，出现里证表现者，切忌以辛甘热药复发其表，也不可但下其里，王老根据刘河间表里双解、宣通表里郁热之法，方用防风通圣散加减，以开通内外，清上泻下，表里双解，达到营卫和谐，表里通畅的目的。

对于外感湿热疫毒之邪，如急性肝炎、慢性迁延性肝炎及慢性活动性肝炎，凡偏急性热病，或温热病，体实证实者，王老善用金银花、蒲公英、连翘、败酱草等作为主攻药，与群药配伍，有明显的降酶、缓解病情功效。对于湿热之邪久蕴，如慢性活动性肝炎，或表现为脾肾亏虚者，善用党参、太子参、黄芪、茯苓、白术、墨旱莲、女贞子之类以调整、改善肝功，补益脾肾。整个治疗过程以清热、利湿、退黄、降酶、健脾补肾、降浊、降絮、调整白球蛋白比例为要。总之，王氏并非一味地使用寒凉，更非寒热错投，偏执一说一法，其着眼点主要在辨证，均依证立法，随证变法。

对于外感湿热疫毒之邪，入里化热，灼津耗液，出现里证之时，王老强调要分清虚实，治疗上应将扶正补虚与祛邪相结合。在临床实践中，虚证分为气虚、血虚、气血双虚之不同，按脏腑又分为脾虚、肾虚、肺虚。其中，气虚者以补中益气汤为主，五苓散为辅治之；血虚者以当归补血汤为主，加五苓散治之；气血双虚者则以上两方相互加减治之。脾虚者，以实脾饮加减治疗；肺虚者，水气易于上犯，用五苓散、金匮肾气丸加减治之；阴虚者，用青蒿鳖甲汤、五苓散去桂枝治之。实证一般病期较短，若体质健壮，湿热较盛，黄疸较明显，腹胀膨隆，两胁胀满，小便短赤，即为正实邪实者，治疗时一般多以茵苓汤加减，药用茵陈、茯苓、木通、防己、厚朴、香附、郁金、青皮、陈皮、车前子、大腹皮、槟榔。若脾肿大者，可于上方加鳖甲、牡蛎、穿山甲、王不留行等软坚通瘀之品。实证较为明显时也可采用舟车丸、木香槟榔丸、十枣汤等泻下之剂。对热证后期，里实之证大下后，或经用苦寒之药治疗后，热势仍不能退，此为阴液不足，王老主张运用养阴泄热之法。

（二）五志皆可化火

对于情志疾病的治疗，王老宗刘河间"五志皆可化火"之说，认为五志过极皆为热甚。正如刘氏所言："五脏之志者，怒、喜、思、忧、恐也，若五志过度则劳，劳则伤百脏，凡五志所伤皆热也。"在治疗五志化火所导致的情志疾病上，王老一直重视心火和肾水的作用，治疗主张降心火、益肾水，二则善以郁证理论辨治，强调"郁则痹，宜乃通"。五志或七情太过，常可郁而化火，灼津为痰；血随气滞则经脉不畅，对此郁证，应善用理气疏郁之味，施用"通法"，着眼气血辨证。气为血帅，血随气行，气机和顺则经脉通畅，人不发病。只要郁滞未通，疏郁化滞的气分药就在所必用，常选杏仁、枳壳、青皮、陈皮、乌药、香附、厚朴等药。临床五十余载，王老之所以善用理气，多用理气，而未见辛燥助热、伤阴耗气及诸多的弊端，要在善用，而非妄用。比如运用疏肝理气药的同时多配伍有白芍、甘草以酸甘化阴，限制理气药的香燥之弊，以疏肝为主，柔肝为辅，主次分明，不失疏肝要义。因郁而有热者，可于疏郁同时选加牡丹皮、栀子清疏肝胆经之郁热；或选加黄连、黄芩清疏胃肠之郁热。因病而郁，虚证和郁证并存，本虚标实者，治疗上需标本兼顾，如五味异功散之四君子汤加陈皮，一贯煎之补肾群药加川楝子，合理地使用理气药可以起到更好的治疗情志疾病的效果。

临床经验

一、诸法综合治温病

（一）温病与季节气候变化有明显关系

《素问·生气通天论》中说："春伤于风……夏伤于暑……秋伤于湿……冬伤于寒……"《素问·热论》又说："风病伤寒而成温者，先夏至日者为病温，后夏至日者为病暑。"由于发病季节不同，病证各异，病型轻重浅深也有不同，因而有各种类型的温病。《温病条辨》指出："温病者，有风温、有温热、有温疫、有温毒、有暑温、有湿温、有秋燥、有冬温、有温疟。"王老认为，虽然各类温病有其特定的个性，治法亦有区别，但温热病又有共性，它们发病多急速，初起即见热象偏盛，而且易于化燥伤阴，热后必兼伤阴等；治则可异病同治，同病异治，前后互参，辨证施治。

（二）温热病多以卫气营血和三焦辨证为主

温热病进行辨证施治是以卫气营血和三焦所属脏腑的病理变化及其所反映的证候为依据。叶天士说："大凡看法，卫之后方言气，营之后方言血。在卫汗之可也，到气才可清气，入营犹可透热转气……入血就恐耗血动血，直须凉血散血。"病情轻重主要还取决于正气的盛衰。温热病由于病位浅深不同，而有解表、和解、化温、通下、清热凉血、息风、开窍、滋阴诸法。清热凉血法尚需分卫气营血，可有辛凉解表、清气泄热、清营泄热、凉血解毒之不同。化湿法也应根据病位之差别而区别对待，上焦者以芳香化浊为主，湿阻中焦以苦温燥湿为主，下焦湿盛以淡渗利湿为主。

总之，王老认为临证还需区别温病与伤寒的不同，辨证施治。根据具体病情灵活掌握运用，才能达到药到病除的目的。

（三）病案举隅

病案1

邓某，男，65岁。1975年11月28日初诊。

患者于1975年9月5日以"无黄疸型肝炎"住院，经治疗后病情逐渐好转，11月8日突然发热恶寒，体温39℃，口干，轻度鼻塞，体温持续不降。化验血常规：WBC 6.2×10^9/L，N68%，L32%。11月15日腹胀明显，出现腹水征。11月22日体温骤然上升至40.1℃，再查血常规示WBC 8.1×10^9/L，N83%，L17%，胸片示右肺肺炎，听诊两肺可闻及明显细小湿啰音，以右侧为甚。用多种抗生素治疗无效，故诊断为"病毒性肺炎"，遂请中医会诊。现证见：发热微恶寒，体温38.5℃，咳嗽阵作，痰少而白但不易咯出，汗出而热不退，倦怠懒言，头痛头晕，口干不欲饮，周身酸楚，腹胀纳呆，大便少，苔白腻，脉浮滑数。

辨证：湿热伏邪，感寒病发，肺失清肃，气阴两伤。

治法：清热祛湿，疏表透邪，理肺化痰兼益气养阴。

方药：生石膏20g（先煎），南沙参15g，荆芥穗10g，薄荷 10g（后下），瓜蒌 15g，金银花 15g，川贝母 10g，橘红 10g，杏仁 10g，淡豆豉 10g，赤芍 15g，酒黄芩 12g，知母 10g，槟榔 10g，天花粉 15g，羚羊角粉 3g（分冲）。3 剂。

12 月 1 日二诊：发热已轻，体温 37.5℃，口干渴喜冷饮，咳嗽有痰，时有带血，脉沉滑按之无力，苔薄白不润。此乃湿邪化热，内热较盛，外邪已解；拟用清热养阴，肃肺化痰调治。方药：生石膏 20g（先煎），南沙参 15g，金银花 15g，川贝母 10g，杏仁 10g，酒黄芩 12g，天花粉 15g，炒葶苈子 10g，炙桑白皮 10g，淡竹叶 6g，麦冬 10g，百合 15g，人参 10g（另煎），羚羊角粉 3g（分冲）。7 剂。

12 月 8 日三诊：体温正常，病情平稳。症见口干喜凉饮，口苦而涩，咳嗽减轻，纳呆，苔薄白，脉滑略数。此乃湿热未清，蕴于肺胃，病乃肝胆之象；拟清化湿热法治之，以轻清疏泄肺胃及肝胆之余邪。予金银花 15g，南沙参 30g，桑白皮 15g，杏仁 10g，炒谷芽 15g，炒稻芽 15g，藿香 10g，佩兰 10g，酒黄芩 10g，陈皮 10g，竹茹 10g，天花粉 15g，川贝母 10g，砂仁 3g。7 剂。

12 月 15 日四诊：精神见振，咳嗽偶发，食欲增加，周身散在皮疹且痒，时而五心烦热，舌苔白微黄，脉滑。拟上方去藿香、竹茹，加鲜白茅根 30，鲜芦根 30g，鸡内金 10g，牡丹皮 10g，太子参 30g。5 剂。药后症状消除，腹水征消失，胸片示右肺肺炎已基本吸收，血常规正常。

按：本例初起因"无黄疸型肝炎"入院，为湿热内蕴、湿重热轻之证。后因感受外邪致发热持续不退，湿从热化，转呈湿轻热盛、正气同病之象。《温病条辨》中指出："长夏受暑，过夏而发者，名曰伏暑。霜未降而发者则轻，霜既降而发者则重，冬日发者尤重。"今病发热，三日不退，发在霜降之后，立冬之日，显见证偏热重湿轻，亦当属伏暑，其证治与暑温、湿温大体相同。本例患者长夏受暑，湿热伏邪，感寒病发，新感加伏邪，寒轻热重，故见发热微恶寒；伏暑初起，邪在气分兼表而见头痛、头晕；湿热合邪，湿性黏滞重浊所以病情缠绵，汗出而热不退，口干不欲饮，周身酸楚沉重，脉滑数，舌苔腻；湿热阻滞三焦气化不利，以致上焦肺气失宣，见胸闷痛、咳嗽；气阴受损则见咳痰不爽；痰中带血为热伤肺络；波及肝胆则口苦；中、下二焦不利，脾胃运化失职，水道膀胱受阻，故腹胀、纳呆。药用荆芥穗、薄荷、淡豆豉、芦根疏表透邪；用生石膏清气分热；用赤芍、酒黄芩、金银花、白茅根、牡丹皮清热解毒凉血；用南沙参、百合、知母、天花粉、麦冬养阴清热，兼以清气；羚羊粉咸寒，清肺凉肝；川贝母、杏仁、竹茹润肺化痰，理气清热；葶苈子、桑白皮泻肺；藿香、佩兰芳香化湿；砂仁、炒谷芽、炒稻芽、鸡内金、槟榔醒脾消滞，行气和中；加人参或太子参益气扶正，有助气机恢复。合和诸药，使邪祛表解，正气恢复，则三焦通利，症除病愈。

病案2

车某，女，30岁。9月20日初诊。

患者初秋发病，高烧月余未减，现体温39.9℃，面色潮红，耳聋无闻，神昏不语，时寻衣摸床，二便失禁，纳呆，舌质红，苔黄中黑，脉细数。

辨证： 此属气血两燔，营阴受损，热极生风，邪闭心包之候。

治法： 清气凉血，养阴透邪，凉肝息风，清心开窍。

处方： 生石膏30g（先煎），石菖蒲10g，葛根10g，连翘15g，鲜石斛30g，淡竹叶10g，灯心草3g，鲜生地黄30g，天竺黄 10g，瓜蒌 15g，郁金 10g，酒黄芩 10g，鲜芦根 30g，薄荷 10g（后下）。3 剂。

局方至宝散一瓶，冲服。

此方服三剂，即见神清，烧退，大小便自主。再治拟方：鲜生地黄 30g，鲜石斛 30g，连翘 15g，瓜蒌 15g，酒黄芩 10g，沙参 15g，党参 15g，陈皮 15g，天花粉 15g，鸡内金 10g，茯苓 15g，焦山楂 30g，焦神曲 30g，焦麦芽 30g。3 剂。以养阴益气清解余热，健脾调中。遂痊愈。

按：本例由于高热日久，热毒炽盛，热极引动肝风，风火相煽，故见寻衣摸床。今虽证属邪实，但病程已一月余，热毒炽盛，温邪已有化燥伤阴之变。气血两燔，营阴受损则舌红，脉细数；有舌苔者为实邪，无苔者多虚，今见舌苔黄中夹黑，知为阳明热盛；舌质红则主营血热而阴受损，热盛而实为主，但亦有阴虚之象；热侵心包则神昏不清；风热上扰清窍则耳聋无闻；心主神明，肾司二便之开合，热闭心包，神识已昏，心肾阴阳离绝，前后二阴开闭无所主，故二便失禁。以上为热毒炽盛，弥漫三焦成邪实正虚之险证。治以大清气血，清瘟败毒，凉肝息风，清心开窍，滋阴生液。药用薄荷、芦根、葛根疏表散热，透邪出上焦；生石膏、酒黄芩、连翘清里泄热，解中、上焦郁热；灯心草、淡竹叶清热利尿，导热出下焦；葛根解肌；生地黄凉血生津；石斛入肝、肾及胃经，滋阴清热；石菖蒲、郁金、天竺黄、瓜蒌涤痰散结，清心开窍；加局方至宝开窍醒神，重镇息风兼清热解毒。总之，本方以清卫气营血为主，因势利导，使毒热出之于上、中、下三焦，便邪去正安，热退津生，则肝风可息，遂痊愈。

二、"伏邪温病"学说论治肝病

王老在运用"伏邪温病"学说调治肝病方面临床疗效显著，在患者和医界之中颇负盛誉，其经验具有重要指导意义。

(一)"伏邪温病"学说概念

"伏"是隐藏、潜伏，"邪"即是病因；"伏邪温病"又称"伏气温病"，指人体感受外邪，但当时未发病，潜伏体内，到后来发病。关于"伏邪"的记载，最早见于《黄帝内经》。《素问·阴阳应象大论》曰："故重阴必阳，重阳必阴。故曰：冬伤于寒，春必温病；春伤于风，夏生飧泄；夏生于暑，秋为痎疟；秋伤于湿，冬生咳嗽。"《素问·金匮真言论》说："夫精者，身之本也，故藏于精者，春不病温。"即冬不妄动，精气伏藏，阳不妄升，则春无温病。也就是说，如其人正气不虚，肾气未伤，即使冬令有伤于寒，也不一定成为来春而发的伏气温病。这两条经文是从感邪之后，逾时而发和内外部条件来阐述疾病的成因。同时，《黄帝内经》中的伏气是广义的，并不限于外感热病。如《素问·标本病传论》说："人有客气，有同气。"客气指新受的邪气，同气即原在体内之邪。这种感邪之后，病邪伏藏于内，逾时而外发的病机特点，也为伏邪理论的基本内涵之一。

将"伏气"理论用于解释温病的病机并加以阐发的，乃是晋代的王叔和。他在编次"伤寒论略例"时指出：中而即病者，名曰伤寒；不即病，寒毒藏于肌肤，至春变为温病，至夏变为暑病。暑病者，热极，重于温也。王叔和的"伏寒化温论"在后来临床实践中不断得到修正、补充和发展。北宋庞安时《伤寒总病论》中强调"伏气"是冬时中寒，随时而变病，一切外感热病的共同病因是"毒"，而"天行之病，大则流毒天下，次则一方"的疫气则属于"温毒"。明末吴又可倡疫气（杂气）学说与邪伏膜原说，"邪自口鼻而入，则其所客，内不在脏腑，外不在经络，舍于伏脊之内，去表不远，附近于胃，乃表里之分界，是为半表半里，即《针经》所谓横连膜原是也"，记述了温疫的侵入途径、侵犯部位、传变方式等，对伏邪的病原、发病、治法、用方提出了全新的认识。清代吴鞠通《温病条辩》指出温病发生，病势缠绵，常发于三焦胃肠之间，治之难于速已，故归之于伏气。中医"伏邪温病"理论源于审证求因的推理，是历代医家经过长期的临床实践和不断总结，逐渐形成的理论体系。

近代名家对于"伏邪温病"又有新的认识，伤寒温病燕京医学四流派对此均有一定的研究。如通过《胡希恕讲〈温病条辨〉拾遗》一书也可看出经方临床大师胡希恕"以伤寒解温病"，达到伤寒与温病在临床上的融会贯通；孔伯华先生认为阴虚火热之体或再兼加湿邪，就形成了一种"郁热伏气"，一遇温邪，则易引发伏气温病。周仲瑛教授运用"伏毒"学说进一步解释了病毒性肝炎的发病与演变、进展过程，伏毒除了具有隐伏的病理因素、致病特点外，尚具有特异、可变、交叉、夹杂、非典型等特性。

（二）"伏邪温病"与肝病的关系认识

王老根据肝病，特别是病毒性肝病的发病特点，认为肝病的病因、发生、发展、转归与"伏邪温病"类似，提出肝病为"伏邪温病"的观点。

王老认为肝病病原由外而感，湿热疫毒侵袭人体，潜伏体内，疫毒即"杂气"，伏邪温病包括了杂气之外来邪气，肝病有伏而后发的特点。伏邪温病就是对伏而后发的一类温病的概括。如乙肝具有传染性强、传播途径复杂、流行面广、发病率较高等特点，而由疫气或杂气引起的伏邪温病亦具有传染性、流行性的特点。因此王老把肝病归属于"伏邪温病"的范畴。

慢性肝病有时发时止、反复发作、迁延难愈的特点，往往久治难愈。研究表明，机体正气与西医学的免疫系统有密切联系，正气不足是肝病的发病基础，"肝受毒害，则肝气必变，内变则生逆"。王老认为肝病的发生、发展、演变是由"伏邪"和人体正气相互作用而引起的，其中人体的正气起到关键性的作用，湿热留恋、瘀阻肝络、脾气亏虚为其病理状态，"伏邪"是标，人体正气为本。王老认为人体正气就是阳气和阴精，"阳气者，若天与日，失其所，则折寿而不彰，故天运当以日光明。是故阳因而上，卫外者也"，正是因为阳气失其所而不能"卫外而为固"，外邪才会乘虚而入，从而引发各种病症。"阴者，藏精而起亟也"，阳生于阴，阳卫外为阴之固，王老依此为论病的重点。

（三）"伏邪温病"指导肝病的治疗体系

王老精通温病，发《黄帝内经》《伤寒论》《金匮要略》之隐，参近代治疗温病之法，深得京城名医肖龙友、孔伯华等先师治疗温病之精髓，借鉴"伏邪温病"的学术思想，运用三焦辨证、卫气营血辨证、脏腑气血辨证，形成了完善的肝病治疗体系。

1. 三焦辨证在肝病治疗中的运用

吴鞠通在《温病条辨》中创立了理、法、方、药完备实用的三焦辨证体系，为温病和内伤杂病的辨证论治提供了又一种理论依据和规范。王鸿士把温病三焦辨证论治思想引入肝病的治疗，认为湿热为患是各种肝病发生的根本原因。

湿热之邪侵及人体，正邪相争，伴随着疾病的发展，在上、中、下三焦有不同的证候。肝病的治疗也应根据三焦的生理特点及病邪侵及的不同部位辨证论治。王鸿士根据三焦的生理特点，参照吴鞠通确立的"治上焦如羽，非轻不举；治中焦如衡，非平不安；治下焦如权，非重不沉"原则，创制了多种治疗肝病的方法。

（1）湿热在上焦　肝病急性期多为湿热之邪侵及上、中焦，也有一些以上焦证候表现为主，进而湿热之邪内传中焦，中焦气机不利，升降失常，或由肝失条达，肝木克脾土，脾失运化，出现湿热蕴积中焦。若误治失治或机体正气不足，湿热之邪缠绵难愈，则脾失运化，生痰致瘀，或湿热之邪入于下焦，耗精伤液，导致肝肾津液不足，从而出现以下焦证候表现为主的臌胀等证。

王鸿士治疗黄疸初起，临床以上焦肺卫为主要表现者，师法仲景麻黄连翘赤小豆汤，用麻黄、杏仁、生姜辛温宣发、解表散邪，连翘、桑白皮、赤小豆清热、祛湿、解毒以退黄，甘草、大枣甘平和中以防湿热之邪内陷入里，可散外邪又可内清湿热。湿热之邪在上焦者，王鸿士多选用轻清芳香之品，使湿热之邪从上焦而解，且选用少量健脾之品，以安未受邪之地，防止外邪入内。

（2）湿热在中焦　湿热之邪由上焦内传入中焦或直接侵袭上、中二焦，表现为黄疸较重、恶心、厌食油腻、口渴、食欲不振、小便短赤、大便秘、脉弦滑有力、舌苔黄厚腻等症状。王鸿士多采用苦辛相配，治以清热利湿、芳香疏气之法，以恢复中焦升降，升者自升，降者自降，使中焦之升降达于平衡。若出现周身发黄、发热、食欲不振、恶心、厌油腻不明显、少腹胀、皮肤发痒、小便短赤、时有小便灼热感及刺痛、脉弦滑稍数、舌苔白等以湿热偏于中、下二焦为主要表现者，治疗则以利湿为主，兼用清热凉血之法。

王鸿士在治疗中焦湿热时还注重辨别湿与热的轻重。湿重热轻型多表现为脘腹胀满、小便频数、尿短黄、渴不思饮、食欲不振、身重腿沉、时有浮肿或便溏、脉弦滑数、舌苔白等，治疗以利湿为主，疏气为辅，兼以清热之法。热重湿轻型表现为面目俱黄、口苦口干思饮、脘闷心烦、不思纳食、恶心厌油腻、溲黄、身热、大便干燥、脉弦滑数、舌苔边白中黄厚等症状，治疗则以清热为主，佐以渗湿。王鸿士提倡应用利湿清热、活血芳化之法，运用三仁汤合茵陈五苓散治疗湿热滞留于上、中二焦之证，宣上、畅中、渗下，使湿热之邪从上、中、下三焦而出。

对于湿热弥漫三焦，且热重于湿，临床表现为黄疸重、恶心、呕吐、厌油、发烧、口渴、便干、尿赤、脉弦滑数、苔黄厚而燥者，则治以清利湿热、活血解毒、芳香透表之法，方用栀子柏皮汤、白虎汤、藿香正气散和龙胆泻肝汤加减。

对于湿热炽张，热入心包，临床出现烦躁不安、神识昏迷者，则治以清热解毒、利湿、开窍之法，在选用清热、利湿、解毒中药的同时，加用局方至宝丹与牛黄清心丸交替使用。

（3）湿热在下焦　肝病以中焦湿热为因，倘病邪久留不去，邪恋正伤，就会影响脏腑气血功能失调，逐渐导致脏腑气血亏损。湿邪黏腻，伤气伤阳，脾阳受伤影响脾胃运化，脾失健运以致肾气不盛，阴精失充，热邪性燥伤阴耗血，肝郁化火，肝阴也易炽伤。是以湿热郁久，不仅可使脾阳不振，又可导致气血生化不足，衰弱日甚，或原病脾肾阳虚，湿从寒化转而形成阴证，渐渐侵及下焦之肝肾，使病情演变多端，出现痰、瘀、毒、虚等各种各样的临床表现，而其本则为肝、脾、肾之不足，其标则为痰、毒、瘀之蕴结。脾主运化水湿，肺主气主治节，肾主液而行水。凡五气所化之液悉属于肾，津液所行之气悉属于肺，气、液转输二脏，利水生津，悉属于脾。肺、脾、肾三脏一虚，就会导致水液代谢失常，而产生肝硬化腹水。如《沈氏尊生书》所言："臌胀病根在脾，脾阳受损，运化失职，或由怒气伤肝，渐蚀其脾，脾虚之极，故阴阳不交，清浊相混，隧道不通，郁而为热，热留为湿，湿热相生，故其腹胀。"因此王鸿士认为，肝硬化腹水究其根本在于中焦之湿热移于下焦，导致肝、脾、肾之不足而引起，其间又会有痰、毒、瘀等病理产物。湿热之邪侵及下焦，王鸿士在治疗过程中强调首先应分清虚实，治疗分为清除余邪、扶正补虚和调整气血等方法。

2. 卫气营血辨证在病毒性肝炎治疗中的应用

王鸿士认为病毒性肝炎是一种伏气温病，属于疫病的一种，具有一定的传染性和流行性。疫毒之邪侵及人体的皮毛脏腑，其传变符合温病卫气营血变化的规律。

（1）卫分证　病毒性肝炎急性发作期，湿热疫毒之邪首犯卫分，出现发热、恶寒、头痛、身疼、汗出、乏力、胸脘痞闷、食少、腹胀或便溏、尿黄、舌淡红、苔薄白或薄黄而腻、脉浮数或濡等症。因其夹风、寒、湿邪气之不同，会出现头身肢节冷痛、头重身困、四肢酸痛等症状。从症状特点来看，王鸿士认为其病机当属温邪夹湿侵袭人体。因其夹内湿，治疗则宗"清热必兼渗利之法"，用药不可太凉，以免遏伏病邪而不易外解，且忌用辛温之剂，治疗多用麻黄连翘赤小豆汤为主方进行加减，兼有表证时多选用藿香、佩兰、薄荷、白芷等芳化清热解表。

湿热疫毒之邪在卫分期一般时间较短，且不宜诊察，所以邪在卫分时，及早诊断、正确治疗，阻断湿热疫毒之邪的传变是病毒性肝炎急性发作期诊治的关键。

（2）气分证　风温病初起，发热而微恶寒者，邪在卫分；不恶寒而恶热，小便色黄者，则已入气分矣。气分证多由卫分证转化而来，但也有邪气直入气分者，但病毒性肝炎大多数病例卫分证过程很短暂，气分证过程很长，而且各种症状错综复杂，这主要与湿性黏滞的病理特点有关。湿热之邪流连气分，邪正相争，正气不能抗邪外出，邪气亦不能内陷深入，导致其病程较长。

王鸿士把湿热入于气分证分为湿重热轻型和热重湿轻型两种证型进行辨证治疗。湿重热轻型症见面目俱黄、身热不扬、午后夜间热甚、脘腹胀满、小便频数、尿短黄、渴不思饮、食欲不振、身重腿沉、时有浮肿、便溏、脉弦滑数、舌苔白。热重湿轻型症见面目俱黄、口苦口干思饮、脘闷心烦、不思纳食、恶心厌油腻、小便黄、身热、大便干燥、脉弦滑数、舌苔边白中黄厚。辨证为湿困脾阳，运化失职。湿重热轻型治疗以利湿为主，疏气为辅，兼与清热；热重湿轻型治疗以清热为主，佐以渗湿。对于经久不愈，邪热流连气分者，王鸿士主张运用益胃之法进行治疗，即用轻清之品清气生津，宣展气机，益胃之气阴不足，祛胃之湿热实邪。

（3）营分证　《湿热病篇》曰："湿热证，壮热口渴，舌黄或焦红，发痉，神昏谵语或笑，邪灼心包，营血已耗，宜犀角、羚羊角、连翘、生地、元参、钩藤、银花露、鲜菖蒲、至宝丹等味。"邪入营分可由卫分、气分逐渐传变而来，或有正气未衰，疫毒湿热过盛，直趋心营，扰动心神，或疫毒湿热酿生痰浊，邪与痰结，蒙蔽心窍者。治疗以清热解毒、利湿、开窍之法，配合局方至宝丹与牛黄清心丸，以清热开窍、镇痉安神。

（4）血分证　血分证大多为湿热疫毒之邪日久不去，耗气伤津，热迫血行，气不摄血，导致出血，或湿热疫毒经卫分、气分、营分后很快深入血分，而出现动血、出血的症状。此时患者黄疸迅速加深，手掌红赤，极度乏力，伴有出血或严重出血倾向等重症肝炎的症状。病情进入血分证后，病情变得更为复杂，瘀毒或与痰结，或与水结，或阻滞气机，或扰乱神明，导致脏腑功能失调，气血津液代谢失常，疫毒湿热与痰瘀胶结，终致反复发作，或时起时伏，缠绵难愈，病情持续迁延，或呈慢性化发展态势，或动血耗血，且瞬息万变。治疗首先应分清虚实：虚证多为肝肾不足，气滞血瘀，多兼有湿热余邪；治疗以育阴软坚、活血化瘀，佐以理脾之法。实证应采取急则治其标之法，先祛湿热疫毒之邪，然后再扶正以治其本，清热解毒祛湿之法；可选用甘露消毒方、清瘟败毒饮、清营汤等加减；对出现神志改变者，可加用安宫牛黄丸或至宝丹等。

3. 脏腑辨证在肝病治疗中的应用

王鸿士在继承和发扬温病三焦辨证在肝病治疗中具有重要作用的同时，也强调脏腑辨证在慢性肝病诊治过程中的作用。从病因方面而言，他认为热之毒邪只是造成慢性肝炎的外因，其内在的因素在于患者正气的虚弱，脏腑气血的不足或偏颇，《黄帝内经》所言"邪之所凑，其气必虚"，就是强调了内因的重要作用。王鸿士认为，慢性肝炎正气虚弱，主要指肝、脾、肾三脏和气血两方面的失调，且肝、脾、肾三脏和气血两方面是互相联系和互相影响的。因此，在慢性肝炎的治疗上，除了清热除湿外，还要重点调理肝、脾、肾三脏及气血的失调。

　　肝炎急性期，由于邪气实是主要矛盾，因此治疗上必须以祛邪为主；在急性期向慢性期转变的过程中，多表现为邪气实和正气虚同时存在，治疗上应该扶正和祛邪并用；而到了慢性期后，人体的正气虚是主要矛盾，所以治疗应以扶正为主，适当加以祛邪。

　　在慢性肝炎的发病、治疗及转归过程中，王鸿士特别注重脾胃的作用。脾胃为后天之本，气血生化之源，气机升降之枢纽，且脾又为太阴湿土，同气相求，湿热之邪侵袭，首犯脾土，湿热中阻，肝胆气机不利，湿热蕴积肝胆，肝脾疏运失司，胆汁不循常道，泛溢于肌肤而发为黄疸，此为急性黄疸发病之因。素体脾胃之阳不足，湿热之邪久蕴，脾胃之阳受损，无力抗邪，必导致湿热之邪稽留不去，为湿、为痰、为瘀，或内传入下焦，为癥、为瘕、为聚而变生多端。或脾胃不足，脾湿土壅，导致肝失条达，肝气郁结，导致临床上常见肝郁脾虚之证候；或脾胃亏虚，运化失常，气血生化乏源，血行不畅，出现气虚血瘀之证候。若脾虚失于统摄，脉络不能裹血，则可见出血症状。

　　湿热之邪侵及中焦脾胃，脾失健运，亦会导致脾胃之阴的不足，肝肾之阴乏源，导致肝肾之阴亏虚，或者湿热之邪传入下焦，导致肝肾之阴受灼，亦可导致肝肾阴虚。因此，王鸿士在治疗慢性肝病的过程中首先强调要分清虚实，实多责之于湿、热、痰、瘀等病理产物，虚多责之于脾、胃、肝、肾等脏腑。

　　王鸿士通过长期的临床实践，形成了具有特色的治疗肝病的学术思想，值得我们深入学习、继承和发扬。

三、从郁证论治慢性肝炎

（一）郁证的概念

张景岳在《景岳全书》中明确将情志之郁与五郁区分开来。王老十分认同该观点，将郁证分为广义及狭义两部分。广义之郁证指外感邪气侵入血脉，或情志怫郁内着脏腑，以致气机阻滞，而生血瘀、痰结、食滞、火郁等诸证。如《景岳全书·郁证》曰："凡诸郁滞，如气、血、食、痰、风、湿、寒、热，或表或里，或脏或腑，一有滞逆，皆为之郁。"又如《医学正传》曰："或七情之抑遏，或寒热之交侵，故为九气怫郁之候。或雨湿之侵凌，或酒浆之积聚，故为留饮湿郁之疾。"所描述的"郁"皆为广义郁证的范围。因此，王老认为，凡内伤七情、饮食劳倦、外感六淫、寒暑不适，以及食积痰饮、瘀血等，都能阻滞气机，久而生郁。狭义之郁证主要指由情志不舒引起，以脏腑气机郁结、气血津液运行紊乱为主的一类病证，多表现为心情抑郁、焦虑不安，也可伴有胁肋胀痛、食欲不振、二便失调、头昏眩晕等症。《素问·举痛论》曰："思则心有所存，神有所归，正气留而不行，故气结矣。"所言"气结"即为狭义郁证的范围，较符合抑郁证的发病特点。

（二）郁证的病因

广义郁证，气郁是其发病基本机理。《素问·举痛论》云："百病生于气也。怒则气上，喜则气缓，悲则气消，恐则气下，寒则气收，炅则气泄，惊则气乱，劳则气耗，思则气结。"《灵枢·本神》云："愁忧者，气闭塞而不行。"《景岳全书》云："凡病之为虚为实，为热为寒，至其变态，莫可名状，欲求其本，则止一气字足以尽之，盖气有不调之处，即病本所在之处也。"气郁为诸病之始，日久又可变生他证。如气郁日久则化热化火，火邪内遏，发为火郁；或由气及血而致血郁；气郁又可导致水湿潴留而发湿郁；湿聚酿痰而又可导致痰郁；气郁不达则脾土壅滞，痰气郁结，湿浊不化，食滞不消而又易成食郁。因此，王老特别重视气郁在发病中的作用，认为宣通郁闭、疏调气机是治疗诸多疾病时应该遵循的基本原则，并由此形成了着眼郁证，注重调气的治疗思想，这是王老形成的对广义"郁证"的治疗方法。

对于狭义郁证，王老特别重视情志在发病过程中的作用。《素问·阴阳应象大论》曰："人有五脏化五气，以生喜怒悲忧恐。"情志不遂，太过与不及，皆可引起五脏气机壅滞，升降失常。后世陈无择提出了七情致郁学说。《丹溪心法·六郁》中亦有"气血冲和，万病不生，一有怫郁，诸病生焉"。《古今医统大全·郁证门》曰："郁为七情不舒，遂成气结，既郁日久，变生多端。"王老认为，社会环境、人际关系、生活环境、经济状况等皆可为郁证的发病因素。

(三) 慢性病毒性肝炎与郁证

1. 病因病机

病毒性肝炎是由多种肝炎病毒引起的以肝脏病变为主的一种传染病。中医学虽无此病名，但对此病的类似证治由来已久。现代多数中医学者根据其临床症状，多认为本病属"胁痛""黄疸"等疾病范畴。王老认为本病发病之外因主要是湿热为患，毒邪入侵，而正气亏虚则是本病发生的内因。病毒侵入人体，会出现多脏器损害，主要损害肝胆，连及胃脾，出现胁痛、口苦、恶心、乏力等症。疫毒居于肝，自然首伤于肝，肝体阴而用阳，疫毒又有湿热性质，热为阳邪，最易伤阴，湿为阴邪，易伤阳气，且阴阳互根，故可造成肝之阴阳两伤，体用俱损。人体周身气机调畅，皆赖于肝之升发疏泄功能。肝之疏泄功能正常则一身气机调畅，诸脏冲和，百疾不起，若其功能失常则气机郁滞。因此，王老认为气郁是诸郁发生之根本。

王老认为，急性病毒性肝炎发展为慢性病毒性肝炎是疫疠之气与人体正气斗争后的结果。《素问·评热病论》曰："邪之所凑，其气必虚。"《素问·刺法论》又曰："不相染者，正气存内，邪不可干，避其毒气。"若人体正气充足，感染病毒便可驱邪外出，可以自愈；反之正气不足，无力祛邪，病邪留恋日久，客于脏腑，则迁延难愈，成为慢性乙型肝炎。人体正气由先天精气与后天水谷之气组成，脾主运化，为后天气之根本，慢性病毒性肝炎患者脾胃之气亦常不足，且肝木与脾土属相克关系，肝病伐脾，则脾失健运，水液运化失常，而生痰湿，内生之痰与外来湿热戾气相互裹夹，缠绵难解，久则发为痰郁。肝主藏血，湿热邪毒侵袭肝脏，肝失疏泄，气机不畅，气血津液输布失常，产生瘀血，郁滞肝络，发为血郁。痰郁、血郁日久，阻塞肝络，凝聚成形，而成积聚、癥瘕病变，即"络息成积"。病久正气内伤，肝络亏虚，气虚推运无力，血行不畅，气不化津，留而为瘀，津聚为湿，阻滞气机，肝络瘀阻，肝失疏泄与肝络瘀滞相互影响，形成恶性循环，最终还可导致肝硬化。故王老认为，在慢性病毒性肝炎的病程中，广义的郁证与肝硬化的发生密切相关，在治疗中不可忽视。

王老在临床中发现，慢性病毒性肝炎患者亦较常伴发狭义的郁证，即情志抑郁。肝脏炎症反复发作，需长期治疗，且存在病毒耐药、停药复发等问题，造成患者很大的经济负担和精神压力。因此，绝不能忽视患者的情志因素。

2. 辨治要点

六郁以气郁为先，故王老对郁证的辨识也以气郁为中心。气郁主证为情绪不宁、善叹息、胸部满闷、胁肋胀痛。兼有血郁者，可见胁下痞块、口渴而不欲饮、腹壁青筋暴起等；兼有痰郁者，可见咽中痰黏、口黏口甜、食欲不振等；兼有火郁者，可见目赤眵多、性急易怒、小便色赤等；兼有湿郁者，可见头重如裹、倦怠易困，或见关节重痛；兼有食郁者，可见口臭、嗳气泛酸、饱胀不能食。除临床上细辨郁证症状外，王老还特别重视患者的性格特征及社会家庭环境等，如低外向性、依赖性性格者及家庭支持度低的患者易患"郁证"。此外，郁者多面无光泽，妇女月经失调。郁脉多沉，六脉都沉为气郁，沉滑为痰郁，沉涩为血郁，沉濡为湿郁，沉数偏热，沉迟属寒，左关属肝脉，弦者为病轻，而沉细涩为病情较重。

王老对郁证的治疗总则是调气，将气的病变分为气虚、气郁、气逆三类，三者或能并存。大体郁之实证当用理气、补气，郁久化火者当佐清法，气逆者需降气，兼有虚证者宜加补法。临证时，王老并应审证求因，辨别其在气在血、偏寒偏热、属虚属实、在何脏腑等，根据标本缓急轻重灵活用药。王老常引用叶天士《临证指南医案》中的一段话："盖郁证全在病者能够移情易性，医者构思灵巧，不重在攻补，而在乎用苦，泄热而不损胃，用辛理气而不破气，用滑润濡燥涩而不滋腻气机，用宣通而不揠苗助长。"郁则闭，宣乃通，王老治疗郁证常用苦辛、凉润、宣通之法，而不投燥热、敛涩、呆补之品。因理气解郁的药物多属辛香燥热之品，用之不当易于耗气伤阴。故初起病情较轻时，可用药性平和的白蒺藜、梅花、佛手、香橼、玫瑰

花等，理气而不耗伤正气。王老认为，理气药物耗气伤阴作用
并不足虑，凡有郁证，如辨证正确、配伍恰当，即可放胆应用。

慢性病毒性肝炎患者心理负担重，情志多抑郁，当解除其
思想顾虑。故王老在诊疗过程中经常向患者普及疾病相关知识，
帮助患者及家属建立对疾病的正确认识，树立对治疗的信心，
并嘱患者适当锻炼气功、太极拳等，治疗可事半功倍。

3. 分型论治

（1）气郁　表现为精神抑郁、胸闷、胁胀、腹胀、嗳气、
太息不畅、不思饮食、苔薄白、脉弦或沉涩，治当疏肝理气解郁，
方用四逆散、逍遥散或柴胡疏肝散等为主加减，常用药物如
柴胡、枳壳、白芍、甘草、香附、郁金、青皮、陈皮、炒川楝
子。兼有肝胃不和者，可见口干、口苦、嗳气、脘闷，加旋覆
花、生赭石、半夏、草豆蔻；如咽中不适，有梅核气者，可用
半夏厚朴汤加减；兼有气滞血郁者，表现为胸胁刺痛、痛有定
处、脉沉涩或结代，加当归尾、桃仁、红花、丹参、川芎、延
胡索等；气郁夹湿者，表现为四肢沉重、疼痛、苔腻、脉沉细
或濡缓，加白芷、羌活、苍术、茯苓、泽泻、车前子等；夹痰
者，表现为咳嗽痰多、胸闷喘满、眩晕恶心、心悸、肢麻、结
节痰核、苔白薄、脉沉滑，加瓜蒌、贝母、杏仁、半夏、胆南星、
海浮石等；气郁化火者，表现为头晕、头痛、耳鸣、目赤、烦
躁、嘈杂吞酸、尿黄、便干、舌红、苔黄、脉沉弦数，加牡丹皮、
山栀子、青黛、淡豆豉、黄芩、黄连、赤芍、生地黄、石菖蒲等；
夹食郁者，表现为嗳腐吞酸、脘闷纳少、苔腻、脉滑，加焦山楂、
焦神曲、焦麦芽、焦槟榔、鸡内金、炒莱菔子、苍术、木香等。

（2）气逆　表现为咳喘、呃逆、嗳气、呕吐、舌红、苔白
腻或黄腻、脉弦，治当肃肺、和胃、平肝、降逆，方选苏子降

气汤、定喘汤、旋覆代赭汤、橘皮竹茹汤等加减。肾不纳气致气机上逆者，可表现为虚喘，可见气短、气喘、动则喘甚而汗出，可用人参蛤蚧散、金匮肾气丸加减。

（3）气虚　表现为气短乏力、少气懒言、汗出恶风、神情淡漠、易疲倦、舌淡、苔白、脉细弱，治当益气升阳，方选玉屏风散合小建中汤加减。兼有脾虚泄泻者，表现为纳少、腹胀、大便溏，可加用参苓白术散。

（四）病案举例

刘某，女，57 岁。2019 年 2 月 27 日初诊。

患者有乙型肝炎、肝硬化病史多年，应用核苷类药物治疗 10 余年，目前应用恩替卡韦联合替诺福韦抗病毒治疗。患者 10 年前发现肝癌，行介入治疗，术后未见复发。现以间断胁肋胀闷 10 余年来诊。

现症：上腹胀满，胁肋胀闷不适，乏力，善叹息，食欲欠佳，眠差易醒，情志抑郁，大便偏稀，形体偏瘦，神情抑郁，舌淡，伴齿痕，苔白，脉沉。

辅助检查：肝功能未见异常。腹部 B 超示肝硬化，肝内占位介入治疗术后，脾大 5.9cm×18.8cm。

中医诊断：积聚病，肝郁脾虚证。

西医诊断：原发性肝癌，乙型肝炎，肝硬化。

治法：疏肝解郁，健脾益气。

处方：醋柴胡 10g，当归 10g，白芍 10g，郁金 10g，延胡索 10g，川芎 15g，合欢皮 15g，茯神 30g，炒白术 15g，生黄芪 30g，仙鹤草 20g，莲子 15g，炒白扁豆 15g，熟地黄 15g，生地黄 15g，生龙骨 30g。14 剂。每日一剂，水煎温服。

二诊时,诸症均有好转,按上方加减调理1个月,诸症缓解,后予医院自制成药健脾疏肝丸调理。

运用体会:本案患者即是典型的气郁伴有情志抑郁,属郁证范畴。患者有乙型肝炎、肝硬化病史多年,肝络不通,疏泄功能障碍,邪阻气机日久而成气郁,且疾病病程漫长,迁延不愈,患者心理负担较重,而致情志抑郁。在治疗上,遵从王老的经验,重视气郁在郁证发病中的核心作用,将"宣通郁闭,疏调气机"作为基本原则,调气以疏肝理气为基础,兼有虚证者宜加补法。该患者除有胸闷胁胀、情致抑郁、善叹息等气郁表现之外,还兼有纳差、乏力、腹胀等脾气虚的表现,为肝木郁滞不能疏导脾土之故,故处方以疏肝健脾之逍遥散为基础加减。方中柴胡、郁金、延胡索、合欢皮疏肝理气解郁;当归、川芎、白芍养血柔肝,疏通肝络,且对肝纤维化有一定的抑制作用;炒白术、莲子、白扁豆、黄芪等健脾益气,可改善患者乏力、便溏等症状;生地黄、熟地黄柔肝养阴;配合生龙骨亦有安神助眠之功。本例乙型肝炎、肝硬化、肝癌术后患者,肝郁气滞,脾胃虚弱,其治疗以王老的郁证辨治经验为指导,以疏肝理气为治疗根本,兼以补脾益气、安神助眠以改善患者症状,协同全面治疗,疗效斐然。

四、虚实夹杂论治肝硬化

(一) 对病因病机的认识

王鸿士认为,肝病总以中焦湿热为因。外感湿热之邪,或因饮食不节等伤害脾胃,湿热内生。湿热久蓄,困扰脾阳,气机不畅,脾不运化而水湿停聚。湿热蕴郁肝胆,疏泄不利,气机郁阻,血行瘀滞。气滞血瘀导致脉络滞塞不通,故肝脾肿大,血脉瘀阻,渐成臌胀。或湿热之邪久留不去,邪恋正伤,脏腑气血功能失调,渐致脏腑气血亏损,而变生多端。湿邪黏腻,耗气伤阳,脾阳受伤影响脾胃运化,脾失健运,后天之本不足,以致肾气不盛,阴精失充。肝肾同源,肾水不能滋养肝木,导致肝郁化火,渐渐侵及下焦之肝肾,使病情演变多端,出现痰、瘀、毒、虚等复杂的临床表现。肝硬化其本为肝、脾、肾之不足,其标则为痰、毒、瘀之蕴结。正如《沈士尊生书》所言:"臌胀病根在脾,脾阳受损,运化失职,或由怒气伤肝,渐蚀其脾,脾虚之极,故阴阳不交,清浊相混,隧道不通,郁而为热,热留为湿,湿热相生,故其腹胀。"

总之,王鸿士认为肝硬化究其根本在于中焦之湿热移于下焦,导致肝、脾、肾之不足而引起,其间又有痰、毒、瘀等病理产物。

(二) 对治疗的认识

王鸿士对肝硬化的治疗,强调首先应分清虚实,治疗分为清除余邪、扶正补虚和调整气血等方法。

1. 清除湿热余邪

清除湿热余邪法适用于由于湿热困阻脾胃或蕴郁肝胆不解所致的肝硬化,常有腹胀纳少,二便不畅,或有黄疸,或出现蜘蛛痣及出血点,多伴有肝功能异常,或胆红素增高。王鸿士认为此时邪恋正虚,湿热蕴毒波及血分,当以清热利湿、凉血解毒为主,健脾益气为辅。若伴有肝肾阴虚之候,尚需滋补肝肾;伴脾肾阳虚,则宜酌加温补脾肾之品;血瘀明显加用活血化瘀之品。常用药物有茵陈、龙胆草、栀子、金钱草、板蓝根、蒲公英、牡丹皮、白茅根、小蓟、败酱草、鱼腥草、寒水石、茜草、白芍等。

2.扶正补虚

（1）滋补肝肾　湿热久稽，肝阴耗伤，或脾虚肝损，或素体肾水不足，湿热之邪易于乘虚入于下焦，劫烁肾阴，可导致肝肾阴虚、阴虚血热及心肾不交诸候。常见症状有劳则胁痛、心烦口干、多梦失眠、眩晕耳鸣、心悸气短、腰背酸楚，体格检查可见肝掌、蜘蛛痣、皮肤出血点。治疗应在清湿热的同时加入咸寒之品兼补肝肾之阴，使邪热不易侵犯下焦，此即"先安未受邪之地"之意，多加用滋补肝肾之女贞子、何首乌、枸杞子、桑椹、五味子等。肝肾阴虚，津液不足，血行亦多不畅，应适当加用活血化瘀之品，有助于肝功能的改善。

（2）补气健脾养血　肝硬化日久，肝虚脾弱，气血不足，常出现神疲倦怠、气短懒言、面白少华、消瘦贫血、皮肤干燥、浮肿、纳少胃呆、舌淡脉弱，血浆白蛋白降低、血小板及白细胞减少等征象。治疗应多采用补气健脾养血之法，主要药物有生黄芪、党参、当归、白芍、熟地黄、阿胶、紫河车、女贞子、何首乌等。阴虚明显者,加鳖甲、龟甲；阳虚明显者,加鹿角胶；血小板减少明显者，尚需酌加凉血止血之品。生黄芪是补益气血之主药，其有补气健脾及直接补气血的作用，脾运健旺气血得充，能调动脏腑功能，祛瘀生新，利水消肿。在辨证施治基础上，大量使用生黄芪效果尤为显著，剂量可用至150~180g，但湿热过盛者不宜应用。

3.疏肝健脾，调理气血

慢性肝病的患者多有肝气郁滞、气血不畅之候。因此，疏散郁结、调和气血在本病治疗中占有相当重要的地位。

王鸿士在临床上，对于肝硬化伴有肝脾肿大、食管静脉曲张、腹壁青筋暴露、腹水、舌质瘀暗等气滞血瘀脉络阻塞之象者，多以软坚化瘀为治，常用桃仁、红花、鳖甲、牡蛎、三棱、莪术、穿山甲、马鞭草等。王鸿士认为兼疏肝行气之品，可增强活血通络的作用，并有一定软肝脾的作用。然本病虽有气滞、血瘀，但又常见气虚或气血两虚症状，出现腹水时更为明显，气虚则脉道更易涩滞，故常配合生黄芪、党参、当归、何首乌、枸杞子、女贞子、阿胶、白芍等补药治疗。

　　然湿热缠绵、饮食劳倦或肝气横逆，郁而化火皆使脾胃损伤，出现肝热刑脾或肝胃不和等证候，如胸闷胀满、两胁作痛、食欲不振、纳食不消、恶心嗳气、善怒郁闷、腹胀泄泻诸症。常言"气顺火自降，治火先治气"，顺气即能清火泄热，用疏肝理气配合祛湿健脾为法可行气消胀兼能清降，并有助于肝功能的恢复。祛湿健胃药，多用藿香、佩兰、厚朴、白蔻仁、砂仁、茯苓、苍术、焦山楂、焦神曲、焦麦芽、谷芽、稻芽等；疏肝理气多用青皮、陈皮、香附、郁金、延胡索、枳壳、炒川楝子、大腹皮、香橼、乌药等。

（三）典型医案

齐某，男，41岁，工人。

　　1971年春，患者感脘腹堵腹胀、两胁刺痛、食欲不振、便溏乏力、时而低热、经常齿衄或出现皮下瘀斑。同年11月就诊于某院，检查见脾下缘超出肋缘二指，肝下界超出剑突下三指，WBC4.35×10⁹/L，PLT4.1×10⁹/L，肝功能检查示谷丙转氨酶（ALT）396U/L，白蛋白/球蛋白比值3.43/3.02，诊断为"慢性肝炎（活动期）"。1972年11月，患者食道造影见中下段黏膜迂曲不整，有虫蛀样小缺损，轮廓不光滑，诊断为"食管静脉曲张"。1973年4月，患者恶心、纳差、明显消瘦、乏力、尿色如茶、大便泄泻、黄疸、皮肤瘀斑较多、下肢尤显，于肋下3.5cm、剑突下6cm可触及肝脏，于肋下4cm可触及脾脏，无腹水征，肝功能检查示直接胆红素27.4μmol/L，间接胆红素82.1μmol/L，诊断为"重症肝炎、肝硬化、亚急性肝坏死"，而收住院治疗。住院期间，经用干燥人血浆、肝太乐、肝炎丸、乌鸡白凤丸及中药汤剂等综合治疗后，黄疸已退，出血倾向明显好转，食纳增加，肝功能接近正常，食道造影如故。患者因惧手术，1974年4月转王鸿士门诊就治，平素尚有高血压史。

现症：疲乏无力，腰痛腿软，脘胁痛，腹胀便溏，溲黄而少，齿衄，时有皮下瘀斑，夜寐不实，舌苔薄白，脉弦滑。

西医诊断：肝炎后肝硬化，门静脉高压，脾功能亢进，食道静脉曲张。

中医诊断：臌胀病。

辨证：肝肾不足，气滞血瘀，湿热余邪未尽。

治法：育阴软坚，活血化瘀，佐以理脾。

方药：鳖甲15g，红花9g，三棱6g，马鞭草6g，党参12g，焦白术9g，黄精15g，女贞子24g，枸杞子12g，鸡血藤24g，桑寄生24g，狗脊12g，川续断15g，刘寄奴9g。7剂。

治疗过程中，出现腰痛腿软去红花、三棱、刘寄奴，加木瓜12g、炒杜仲6g；肝功能异常、血小板低，有齿衄、皮下瘀斑，加茵陈24g、板蓝根15g、牡丹皮9g、丹参15g、泽兰12g、水红花子9g。该方将息治疗2年，临床症状及实验室检查均明显改善。

五、从气血水论治肝硬化腹水

（一）病因病机

肝硬化腹水属于中医学"臌胀""单腹胀"等范畴。《医门法律》记载："凡有癥瘕、积块、痞块，即是胀病之根，日积月累，腹大如箕，腹大如瓮，是名单腹胀。"王老认为本病或因湿热外侵，或因情志不遂，或因寄生虫感染，损伤肝脾所致；其主要的病理机制在于气滞、血瘀、水湿内停，随病情发展可见气虚、肝肾阴虚等证候。

（二）辨证论治

1. 湿热中阻型

主要表现：病程较短，形体如常，有或无黄疸，腹部及两胁胀满，纳食不消，午后更甚，肝脾肿大，舌苔白滑或黄，脉象弦滑。

治法：清热利湿，行气除满。

方药：茵陈 30g，茯苓 30g，猪苓 12g，木通 6g，防己 12g，厚朴 10g，香附 10g，郁金 10g，青皮 6g，陈皮 6g，大腹皮 12g，槟榔 12g，车前子 15g，（包煎）。

加减：见有黄疸者，加大黄、栀子；脾大者，可加穿山甲、牡蛎、马鞭草、王不留行、鳖甲等；还可根据病情需要，选择木香槟榔丸、舟车丸、十枣汤等。

2. 气滞血瘀型

主要表现：四肢消瘦，腹满而胀，脘胁胀满，小溲短赤，腹壁青筋暴露，肝脾肿大，脉象弦滑，按之无力，舌质紫暗，苔薄白。

治法：活血化瘀，行气散结，健脾利水。

方药：生黄芪 25g，茯苓 30g，猪苓 12g，厚朴 10g，泽泻 12g，桂枝 5g，防己 12g，青皮 10g，陈皮 10g，红花 10g，三棱 15g，冲天草 30g，抽葫芦 30g。

加减：血瘀明显者可加穿山甲、莪术等。

3. 阴虚血热型

主要表现：肢体倦怠，口渴思冷饮，手足心热，伴有低热或高热，午后加重，心烦失眠，小溲短赤，腹胀，肝掌、蜘蛛痣，或蟹爪，舌边尖赤，苔腻，脉濡或沉细弦稍数。

治法：滋阴清热，健脾利湿。

方药：鲜芦根 30g，鲜白茅根 30g，生石膏 25g，生黄芪25g，炒穿山甲 10g，王不留行 15g，鳖甲 15g，龟甲 12g，青蒿 15g，泽泻 15g，车前子 15g（包煎），地骨皮 10g，茯苓 30g，猪苓 12g，通草 6g，牡丹皮 10g。

加减：有黄疸者可加栀子、黄柏、茵陈、天花粉；阴液不足者加沙参、麦冬、生地黄；血虚者可加阿胶、当归、黄芪类。

4. 水气犯肺型

主要表现：腹部膨隆，喘息不得平卧，咳喘气短，或见心悸，下肢浮肿或无，小溲短赤，脉弦滑稍数，沉取无力，舌苔白腻。

治法：宣降肺气，健脾利水。

方药：麻黄 5g，炒葶苈子 10g，桑白皮 15g，防己 15g，茯苓 30g，木香 10g，桂枝 5g，冬瓜皮 15g，冬瓜子 15g，木瓜12g，生黄芪 30g，大腹皮 12g，槟榔 12g，党参 12g，杏仁 10g。

加减：脾肾阳虚者先以上方治疗后，再加炮姜、补骨脂、肉桂以温补脾肾。

上述 4 型在疾病发展不同的阶段，可因正邪虚实的变化而相互演变，故临床上常各型兼见，需辨证施治，灵活处理。

（三）病后调理

腹水消退仅是标证解除，而湿热余邪未清，脏腑失调、气血虚弱的根本尚在，须继续治疗，疗效才能巩固。

1. 清除余邪

王老在临床中发现，腹水消退后，常常是肝、胆、脾、胃湿热与血热之证并见，如腹胀纳少，二便不畅，或有黄疸、出血点及蜘蛛痣，此时湿热已入血分。湿热蕴毒尚盛时，治以清热利湿、凉血解毒为主，健脾益气为辅；若见气阴不足或肝肾阴虚，宜益气养阴或滋补肝肾；脾肾阳虚需温补脾肾；血瘀明显加用活血化瘀药物，权衡虚实，随症加减收效良好。临床常用清热利湿、凉血解毒药物有茵陈、龙胆草、栀子、金钱草、板蓝根、蒲公英、牡丹皮、白茅根、小蓟、茜草、白芍等。

2. 调理肝脾

湿热缠绵，饮食伤胃，劳倦伤脾致脾胃损伤；肝气横逆，郁而化火，亦可伤及脾胃。常见肝胃不和的证候有善怒郁闷，胸胁胀满作痛，食欲不振，纳食不消，恶心嗳气，腹胀泻泄等。临床常以疏肝理气合祛湿健脾药物治疗，即所谓"气顺火自降"。常用祛湿健脾的药物有藿香、佩兰、苍术、白术、白蔻仁、砂仁、焦山楂、焦神曲、焦麦芽、茯苓、谷芽、稻芽等。脾为后天之本，气血生化之源，脾胃久虚可导致气血两虚之候。患者可见神疲倦怠，气短懒言，消瘦，皮肤干燥，或有浮肿，纳少胃呆，舌淡，脉细弱等。该证治以生黄芪、党参、焦白术、当归、阿胶、紫河车、女贞子、何首乌等，阴虚明显可加龟甲，阳虚明显可加鹿角胶。

3. 滋养肝肾

湿热久羁，肝阴耗伤，或脾胃虚弱，肝失所养皆可导致肝肾阴虚、阴虚内热及心肾不交等证出现，如劳则胁痛、心烦口渴、多梦失眠、眩晕耳鸣、心悸气短、腰背酸楚、肝掌、蜘蛛痣。

在辨证基础上用药宜加滋补肝肾之品如女贞子、枸杞子、五味子等，肝脾肿大者可适当加强活血之品。

（四）典型病例

田某，男。1970 年 5 月 27 日初诊。

患者有肝硬化 1 年余，曾于北京某医院住院治疗无效，故前往我院求治。

现症： 神疲力乏，腹胀满，脐突，两胁痞满，小便短赤，腿肿，苔黄而薄，脉弦细。

辨证： 肝胆湿热内蕴，水气不化，兼见脾气虚弱。

治法： 清热利湿，健脾益气。

方药： 茵陈 30g，茯苓 30g，白术 15g，生黄芪 30g，厚朴 10g，通草 6g，木瓜 15g，陈皮 10g，草豆蔻 6g，郁金 6g，车前子 10g（包煎），车前草 10g，猪苓 15g，党参 20g。7 剂。

服药后，腹胀减轻，腿肿消失，脉弦细，苔白腻。继服前方加泽泻 15g，服药 20 余剂而愈。

（五）**临证备要**

王老认为，治疗肝硬化腹水绝非单纯使用利水药物所能奏效，临证应审因求因，分清虚实，针对腹水发生的病因、病机辨证论治。气化不行是本病发生、发展的主要病机，调整气机须以疏气为先，气疏则郁结自散，常用疏肝理气药物有青皮、陈皮、香附、郁金、延胡索、枳壳、川楝子、大腹皮、槟榔、香橼、木香、乌药等。气郁日久，血行不畅，必见气滞血瘀之症，治疗须以活血化瘀或软坚化瘀为主，利水为辅，以消除腹水，临证可选用桃仁、鳖甲、炒穿山甲、生牡蛎、马鞭草、红花、三棱、莪术等药，其中三棱、莪术常需用至 15g 方可见效。肺为水之上源，如肺气闭塞，必须开降，肺气得以宣通，方可通调水道，下输膀胱。麻黄是宣肺的主药，一般用量不超过 5g，此药不可多用、久用，多用可引起高热。病程日久，可见气血虚的证候，治疗当以补益气血为主，临床选用人参、黄芪、白术等品。生黄芪是补益气血的主药，一般用量 20~30g，但对湿热壅盛者不宜应用。王老还常少加青皮、陈皮、大腹皮、槟榔、木香等理气药物以疏气化滞，可补而不滞。肝肾阴虚者可加用补骨脂、枸杞子等补虚之品。腹水伴有发热的应辨别内外之因，外感所致宜先解表然后治里，倘系阴虚（或气阴两虚）所致则以养阴（或益气阴）清热、利水消胀并理。

六、从湿瘀论治病毒性肝炎黄疸

（一）对病毒性肝炎黄疸的认识

王鸿士先生作为肝病大家，临床接触到的黄疸患者以病毒性肝炎所致黄疸为主。病毒性肝炎所致的黄疸包括在中医学的黄疸病内。在历代中医古籍文献中，对于黄疸的论述甚多。黄疸古时又作"瘅"，最早出现在《阴阳十一脉灸经》中："少阴脉……其所产病……嗌中痛，瘅，嗜卧……重履而步。"《黄帝内经》正式提出"黄疸"病名及主要症状，《素问·平人气象论》说："溺黄赤安卧者，黄疸……目黄者，曰黄疸。"古人已经对黄疸具有传染性这一特点有一定的认识。《黄帝内经》中有"湿热相交，民多病瘅"的论述。《沈氏尊生书》曰："天行疫疠，以致发黄，俗称黄疸。"

王老也认为病毒性肝炎是一种伏气温病，属于疫病的一种，有一定的传染性和流行性。正如吴又可《温疫论》中所言："夫瘟疫之为病，非风、非寒、非暑、非湿，乃天地间别有一种异气所感。"从病因方面来说，历代医家都认为"湿热"是导致黄疸发生的原因，如《金匮要略》云："黄家所得，从湿得之。"王老认为病毒性肝炎所致黄疸的主要病因是湿热疫毒之邪。脾为后天之本，气血生化之源，且脾为阴中之阴，太阴湿土，同气相求，湿热为患，首犯脾土。脾喜燥恶湿，湿热侵袭，必定影响脾胃作为气机升降枢纽的功能，进而影响肝脏疏泄功能，致使胆汁疏泄失常，不循常道，泛溢于肌肤而出现身目发黄的症状，此为黄疸发病的机理。若脾阳受损，湿热之邪久稽不去，为湿、为痰、为瘀，或内传入下焦，为癥、为瘕、为聚，而变生多端。

王老不仅对病毒性肝炎所致黄疸的病因、病机论述详尽，对疾病的病期及预后也找到了一定的规律。他认为张仲景《金匮要略》中"黄疸之病，当以十八日为期，治之十日以上瘥，反剧为难治"的认识非常准确，切合临床实际，总结出阳黄多在一至二周消退，阴黄则退之较难，且有可能转变为肝硬化这一规律。

（二）辨证要点

王老借鉴历代医家治疗黄疸的经验，并结合自己多年的临床实践，对病毒性肝炎所致黄疸的论治形成了自己独特的理论和学术思想。

1. 辨湿热侵袭的部位

王老将温病三焦辨证论治思想引入黄疸病的证治，湿热之邪侵及人体，正邪相争，随着疾病的发展，会表现为上、中、下三焦不同的证候，其治疗也应根据三焦的生理特点及病邪侵及的部位辨证论治。

黄疸初起，湿热之邪在上焦，侵袭肺卫，郁蒸化热，热不得越，蕴而发黄。《黄帝内经》云："其在皮者，汗而发之。"黄疸初起邪气尚未入里，此时宜用汗法，用药不可过凉，以免遏伏病邪而不易外解。故王老治疗黄疸初起，以麻黄连翘赤小豆汤为主方进行加减，且多选用轻清芳香之品，芳香化湿，使湿热之邪从上焦而解，并佐用少量健脾之品，如茯苓、甘草、大枣顾护脾胃，先安未受邪之地，防止外邪入内，亦符合《金匮要略》中"见肝之病，治肝传脾，当先实脾"的思想。

湿热之邪由上焦内传入中焦，或直接侵袭上、中二焦，临床表现为黄疸较重、恶心、厌油腻、食欲不振、小便短赤、大便秘结、脉弦滑、舌苔黄厚腻等。湿热之邪已影响脾主运化、升清的功能，若不能及时将湿热之邪祛除，中焦气机不畅，必然影响肝胆疏泄功能，进而影响胆汁的代谢。此时，王老多以苦辛相配，采用清热利湿、芳香疏气之法恢复中焦气机升降之平衡，使升者自升，降者自降，以三仁汤合茵陈五苓散为主方加减，以达宣上、畅中、渗下之目的，使湿热之邪从上、中、下三焦而出。

若湿热偏于中、下二焦，或湿热蕴于下焦膀胱者，临床表现为周身发黄、发热、食欲不振、恶心、小便短赤、时有小便灼热感及刺痛、脉弦滑稍数、舌苔白等，治疗则以利湿为主，兼用清热凉血之法，方选茵陈蒿汤合八正散加减。

对于湿热弥漫三焦，临床表现为黄疸重、恶心呕吐、厌油、发烧口渴、便干尿赤、苔黄厚而燥者，则治以清利湿热、活血解毒、芳香透表之法，方用栀子柏皮汤、白虎汤、藿香正气散和龙胆泻肝汤加减。对于湿热炽张，蒙蔽清窍或热入心包，临床出现烦躁不安、神识昏迷或神昏谵语者，则治以清热解毒、利湿开窍之法，在清热利湿解毒的同时，加用局方至宝散与牛黄清心丸以清热开窍、镇静安神。

2. 辨湿热之轻重

王老在治疗病毒性肝炎所致黄疸时特别注重辨别湿与热的轻重，湿和热是其发病的主要病因，临床上因湿和热的多少、深浅分为不同的临床类型，治疗也有所差别。湿重热轻型多表现为小便频数、尿短黄、渴不思饮、身重腿沉、时有浮肿或便溏、脉弦滑数、舌苔白等，治疗以利湿为主，疏气为辅，兼以清热之法，方选茵陈五苓散加减。若湿气困脾，兼见舌苔白腻或黄垢，有秽浊之气者，可加芳香化湿醒脾之品，如藿香、佩兰之类。热重湿轻型表现为面目俱黄、口苦、口干思饮、恶心厌油腻、小便黄、身热、大便干燥、脉弦滑数、舌苔边白中黄厚等，治疗则以清热为主，佐以渗湿，方选茵陈蒿汤加减，常用茵陈、炒栀子、黄芩、黄柏、板蓝根、车前子等。

3. 辨正邪的盛衰

慢性肝病病程长，病状也较复杂，故在辨证过程中，"辨别邪正盛衰"是治疗的关键。王老强调在辨证时当四诊合参，全面观察，认真分析疾病变化的全过程及邪正盛衰。邪盛多责之于湿、热、痰、瘀等病理产物，正虚多责之于脾、胃、肝、肾等脏腑。若邪实正不虚，当以祛邪为主，治以清热、利湿、解毒等法；若邪实正虚，当以扶正祛邪、攻补兼施为法；若正虚邪衰，应以扶正为主，补气健脾、养肝益肾以扶正祛邪。

（三）用药特点

1. 清热利湿

王老认为病毒性肝炎所致黄疸的发生为郁热在里不得外越，

热邪与湿邪相合，则湿热熏蒸发为黄疸，故清热利湿是治疗黄疸的首要任务，治疗时以茵陈蒿汤为主方随症加减。茵陈蒿汤以茵陈为君，是清热利湿退黄的要药，栀子能清三焦之火，配合大黄通里泄热，使用此方清泄郁热，通利湿邪，使湿热之邪从下而解，邪有出路，黄疸自除。王老认为在黄疸较重时重用茵陈可取得理想的临床疗效，最大量可用到120g。王老在清热利湿祛邪的同时，亦注重人体的正气，清热药大多苦寒，若寒凉太过，损伤脾胃，易生腹痛、腹泻等变证，故王老在选方用药时忌大苦大寒，且必辅以渗泄，佐以甘平，如此则热可清，湿亦除。渗泄之药常用车前子、滑石、猪苓、泽泻等。若兼见呕吐者，可加用芳香化湿之品，如藿香、砂仁、草豆蔻等。

2. 活血

《伤寒论》记载："瘀热在里，身必发黄。"久病必瘀，瘀久化热，故血瘀在内，时时体热而发黄。王老在临床中也发现黄疸患者多伴有血瘀之象，如肝区刺痛、唇舌紫暗、舌有瘀斑、舌下络脉曲张、蜘蛛痣、肝掌等。故王老认为血瘀始终贯穿于黄疸病的发展过程中，既是病理产物，又可作为致病因素产生其他坏证，所以他主张在退黄时一定要加入活血药，常用的活血药有当归、赤芍、白芍、泽兰、牡丹皮等，清热除湿解毒药中加入活血药有加速退黄的作用。若伴有皮肤瘀点或见有蜘蛛痣，多属中医热郁血分，治疗当以清热凉血为主，常用药物如小蓟、生地黄、牡丹皮、茜草、白芍等。初期肝肿大者多为毒热瘀血所致，可加郁金、丹参、重楼、白茅根等；后期肝脾肿大不消者，可加王不留行、生牡蛎等。伴有胁痛者，可加理气活血药，如川芎、泽兰、红花等；肝区疼痛较重者可加五灵脂、没药等。

3. 解毒

黄疸是湿热邪气侵袭肝胆，瘀毒内蕴，肝失疏泄，胆汁排泄不畅溢于脉外造成的。王老认为瘀毒内蕴是黄疸的又一病理特点，因此在临床上广泛应用解毒药。解毒药又可分为清热解毒药、凉血活血解毒药、化痰活络解毒药等，临证时要灵活运用。如黄疸退而肝功能不好转者，可加清热解毒药，如蒲公英、紫花地丁、板蓝根等；急性黄疸初期肝脾肿大，多为热毒瘀血所致，当选用凉血活血解毒药，如郁金、丹参、白茅根等；后期出现肝脾肿大多为湿热郁久化痰，痰阻血络所致，治疗当用化痰活络解毒法，可选用杏仁、橘红、土贝母、土茯苓等。

（四）病案举隅

患者，男，27 岁。1981 年 10 月 12 日初诊。

患者既往慢性乙型肝炎病史 1 年余，1 周前出现身黄、目黄、小便黄，当地医院诊治效果不佳，故来诊。

现症： 身目发黄，口苦咽干，急躁易怒，乏力纳差，恶心腹胀，小便黄，大便正常，舌暗红，苔黄腻，脉数。

辅助检查： 总胆红素 410.4μmol/L，麝香草酚浊度 18U，GPT450U/L。

西医诊断： 慢性乙型肝炎，黄疸。

中医诊断： 黄疸病。

辨证： 湿热内蕴证。

治法： 清热利湿，活血解毒。

方药： 茵陈 40g，炒栀子 10g，茯苓 15g，牡丹皮 10g，大黄 4g，炒黄柏 10g，猪苓 12g，柴胡 3g，砂仁 4g，大腹皮 12g，陈皮 10g，车前子 12g（包煎），金钱草 12g。14 剂。水煎服，每日 1 剂，早晚分服。

2 周后复诊，患者精神、饮食均有好转，身目发黄减轻，调整方药，茵陈改为 30g，去大腹皮，加泽兰 10g。服药 1 个月复查肝功恢复正常，症状消失。

按语：本案患者为一年轻男性，有病毒性肝炎病史。本次急性起病，以全身皮肤黄染、目黄、小便黄为主要表现，口苦咽干、乏力纳差、恶心腹胀、舌苔黄腻，当属中医"黄疸病"的范畴。此为湿热内蕴，湿热交争，热不得外越，湿不得下泄，湿邪与瘀热郁蒸，外溢肌肤所致。治宜清热利湿退黄、活血解毒。方中重用茵陈，茵陈味苦微寒，有清热利湿退黄之功，为治黄疸之第一要药，王老治黄疸不论阴黄、阳黄，属寒、属热，茵陈为必用之药。大黄味苦寒，不仅能泄下邪热，又能清泄血分之瘀积。王老常选用茵陈、大黄合用，气血同治，既使肝胆湿热从小便而解，又取大黄活血祛瘀作用，使瘀热从大便而去。治湿必利小便，使湿热之邪从小便而出，故用茯苓、车前子、猪苓利湿退黄。炒黄柏、牡丹皮、炒栀子、金钱草清热凉血，解毒退黄，兼清三焦浮逆之火。柴胡、砂仁、陈皮疏肝理脾，理气则湿热之邪易除。大腹皮走胃、肠、脾，降气除湿，泄肺通大肠，消痞除满，和中去湿，与大黄同用，使湿热之邪从大便而出。

七、和肝法经验大要

王老行医五十余载，临证经验丰富，对"肝和"更有独到的见解，并形成特有的学术思想。

"和"之渊源已久，最早可上溯到《周易》。《周易》中有云："乾道变化，各正性命，保合太和，乃利贞。""和"为和解、调和、解劝之意。凡脏腑不和、阴阳不和、表里不和、寒热不和之证，均可使用和法。

和法与汗、吐、下法专事攻邪不同，其是通过和解与调和的方法，使表里、寒热、虚实的复杂证候，脏腑、气血的偏盛得到调整，从而达到祛除病邪的目的。程钟龄说："伤寒在表可汗，在里可下，其在半表里者，惟有和解一法焉，仲景用小柴胡汤加减是也。"这里所指的"和解一法"就是指和解的正治法，或和解少阳的小柴胡汤。广义和法包括调整阴阳、调和气血、调整脏腑、调摄精神。

王老和肝之法启于和法而不同：调整阴阳是谓和肝，理气是谓和肝，行血是谓和肝，调补五脏是谓和肝，疏通经络是谓和肝，补虚泻实是谓和肝，舒畅情志是谓和肝，祛除病邪是谓和肝，多法运用，以致"肝和"，可疗肝病及诸脏腑之疾。

（一）王老"和肝法"以致"肝和"学术观点

肝为将军之官，主藏血，主疏泄，体阴而用阳。外感湿热疫毒之邪，或内有饮食七情之伤，都会影响其疏泄和藏血之功能。正如沈金鳌在《沈氏尊生书》中所言："一阳发生之气起于厥阴，而一身上下其气无所不乘，肝和则生气，发育万物，为诸脏之生化，若衰与亢，则为诸脏之残贼。"沈氏强调了"肝和"的生理意义，并从病理角度强调"百病皆始生于气"的要害是肝为残贼，一旦肝病（肝衰或亢）即可贻害于诸脏腑。

王老认为，肝为罢极之本，多法运用，和肝以致"肝和"，可疗诸脏腑之疾。

（二）和肝之法的运用

王老和肝之法重在调气，用药以疏通为主。气的病变主要有气虚、气郁、气逆三种。气郁当理气开郁；郁久化火者，当佐清法；气逆者需降气；兼有虚证者宜加补法。"郁则闭，宣乃通"，王老治疗常用苦辛、凉润、宣通之法，而不投燥热、敛涩、呆补的药物。理气解郁的药物多属辛香燥热之品，用之不当易于耗气伤阴。故疾病初期病情较轻，可用药性平和的白蒺藜、梅花、佛手、香橼、玫瑰花等，理气而不耗伤正气。若疾病初期患者服理气之类的中药而不效，原因乃未达到"肝和"，可以加用甘味之药补养形气之不足以治其本，从而起到和肝之效，并以疏肝理气以治其标，诸药共用以达补虚调阴阳之目的，"肝和"而疾病消。

王老和法的运用，亦并非一味地和风细雨，亦可大开大合，可补可泻，可升可降，可寒可热，其目的是致以"肝和"。王老和肝之法以致"肝和"的治疗是多方面的，除临床上细辨证与症外，还特别重视患者的性格特征及社会家庭环境因素，帮助患者解除思想顾虑，树立战胜疾病的信心，往往可收事半功倍之效。

(三)"肝和"的治疗法则

王老发挥沈氏之理论，认为肝病之治疗其法多端，但不外乎"平其亢""补其衰""疏其郁"三法，治疗肝病常常平其上亢之肝阳，补肝体之阴血，梳理肝气之郁结，根本目的在于以求"肝和"。

肝脏体阴而用阳，其体为阴，故阳邪侵袭，阴液易受灼而致其衰，其用为阳，七情之伤，易致其阳亢，故"平亢""补衰"之法常用，但王老强调"疏郁"之法应贯穿在"平亢""补衰"之中。正如唐容川在《血证论·脏腑病机论》中所言："木之性主于疏泄，食气入胃，全赖肝木之气以疏泄之而水谷乃化。设肝之清阳不升，则不能疏泄水谷，渗泄中满之证在所不免。"

因此王老认为治疗肝病，一要分清肝之衰亢，二要常以疏肝为枢机。在肝病治疗中适当使用理气药物，有助于肝主疏泄功能的恢复，有助于主药疗效的提高，以至于达到"肝和"。例如，王老临床治疗肝炎，常以清热解毒利湿、活血化瘀、滋补肝肾为"平亢""补衰"之常用法。君药用茵陈、熟大黄、板蓝根、金钱草等药物，并注重运用疏肝理气、疏调脾胃为"疏郁"之常用大法，常用药物有柴胡、枳壳、青皮、陈皮、香附、郁金、木香、砂仁、川楝子等理气药，根据患者情况运用为臣佐之药。

（四）病案举隅

患者，女，30岁。1981年10月17日初诊。

患者主因胸闷、胁胀痛十余年，曾服理气类中药无好转而来诊。患者10年前，因产后精神紧张，心情不悦，争吵后发病。

现症：面黄，胸闷，胁痛，气胀，胸胁部至耳根气窜痛，火气大，喉咙痛、发干，不想饮水，多汗，失眠。月经量少色黑，来经一两天后点滴即无，时间一周以上，每次行经时腹痛剧烈，不能站立，性情急躁，易发怒。饮食一般，血压、大小便正常，并无其他症状。

中医诊断：胁痛。

辨证：肝郁脾虚，气虚血瘀。

治法：健脾疏肝，理气活血，化瘀安神。

方药：生黄芪20g，当归10g，赤芍10g，白芍10g，川芎10g，浮小麦30g，川楝子10g，木香10g，陈皮10g，生龙骨15g，生牡蛎15g，菊花12g，桂枝10g。20剂。水煎煮，早晚分服。

1981年12月22日二诊：药后汗出失眠好转，食欲亦增，但胸闷胀如故，咽干不思饮，经少色黑，烦躁易怒。

处方：生石决明20g，人参3g，白术10g，茯苓12g，薏苡仁12g，芡实15g，山药15g，肉桂1g（冲服），炒谷芽10g，炒莱菔子3g。20剂。水煎煮，早晚分服。

按：本案患者为产后，脾胃阴阳、气血不足，加之情志不遂，肝木克脾土，而出现精神紧张、心情不愉快、烦闷欲哭、胸闷气短、多汗、纳食减少诸症。气虚则喘，血虚则胸闷心悸，真阴失守于内，孤阳浮越于外，神失阳气之养，则失眠多梦、自汗、盗汗种种表现不一。其根本原因在于阴阳形气俱不足，治疗当以甘药调之，初诊法《金匮要略》虚劳证之治法，方用黄芪桂枝五物汤合桂枝加龙骨牡蛎汤加减。方中生黄芪、当归、白芍、川芎甘温益气养血活血，以养阴阳不足之本；桂枝、赤芍补虚调阴阳；生龙骨、生牡蛎、浮小麦以收其浮越之神气，敛汗、止汗以达养心安神之目的；稍佐川楝子、木香、陈皮以疏肝理气调脾。方中赤芍、白芍同用，白芍敛阴益营，并取其于土中泻木之意，赤芍则能散邪行血、行血中之滞。

二诊时，患者汗出失眠好转，食欲亦增，但胸闷胀如故，咽干不思饮，经少色黑，烦躁易怒。以上诸症以胸闷气满为主，为脾胃中焦气虚，宗气不足，津液不能上承而致，王老遵循朱丹溪产后"以大补气血为主，虽有他证，以末治之"的原则，强调行气勿过耗散，消导必兼扶脾，用健脾益气之法，培补中焦，以资化生之源。药用人参、白术、茯苓、薏苡仁、芡实、山药、肉桂益脾气、养脾阴、温脾阳；佐炒谷芽、炒莱菔子以健脾行气消胀；用生石决明平肝除热，潜上逆之浮阳。梳其气血阴阳，"肝和"则五脏调达，元真通畅，病乃痊愈。

八、治肝病"平其亢""补其衰""疏其郁"

（一）擅长疑难，精于肝病

虽然现代医学技术不断进步，人类仍然时刻面对不计其数的疑难疾病。王鸿士先生对中医精益求精的同时，以开放的心态广泛接纳并吸取现代医学知识及科学技术，与时俱进，使其对疑难病例的诊治更上一层楼。20世纪六七十年代，中国肝病盛行，尤其是慢性肝病缺少特效的治疗方法。王鸿士先生不断深入钻研，在深入学习中医传统理论的基础上结合自己的临证经验，总结了一整套行之有效的治肝经验，兹介绍如下。

1.祛湿除热是治疗急性肝炎的法则

王鸿士先生通过实践证明，历代医学文献所记载的经验和理论，在临床实践中具有很强的指导意义。对于急性黄疸型肝炎，王鸿士经临床实践深刻体会到此病是温热病或湿温的特殊表现。湿得热而愈深，热因湿而愈炽。湿和热是其发病的主要病因，在临床上又多因湿和热的多少、深浅表现为不同的临床类型，在治疗上多根据不同的临床类型，以茵陈蒿汤为主方，辨证加减。

2.扶正补虚是治疗慢性肝炎的关键

慢性肝炎病程较长，其病状也多较复杂，故辨证过程中"辨别虚实"是治疗的关键，辨虚实是一重要环节。慢性肝炎的辨证要点需要四诊合参、全面观察，认真分析慢性肝病变化的全过程及其虚实真假属性；否则，容易误治。如慢性肝炎患者常出现大便溏泻，久泻不止的症状，似乎多属脾虚证候；但是也有不少患者却兼湿热积滞之候而被忽略，可见大便微微黏滞而不显著、便后不畅、便意较多等症状。过食肥甘油腻，或误投滋补之品，以致胃肠湿热积滞，也可出现大便溏泄。是故便溏腹泻，证有虚实，不可以用健脾益气一法统治之。

3. 病证结合，重视实验室检查结果

王鸿士先生认为，对于肝病的某些体征，化验检查和诊断应建立在中西医结合、辨病辨证相结合的观点上。王鸿士先生既尊重临床体征和化验检查，重视其客观意义，又重视中医的辨病、辨证特色，紧抓患者的主证特点，区别对待，具体治疗。王鸿士先生非常重视把西医学的进步与中医药治疗肝病紧密结合，这也是他治疗肝病卓有成效的重要原因之一。

4. 巧用理气药以疏肝解郁

"郁"有郁结、滞而不通之义。王鸿士先生认为"郁"为百病之源，诸疾之始，有气郁、湿郁、热郁、痰郁、血郁、食郁之分。他认为"郁"在肝病的发病过程中尤为重要，因为气郁则生湿，湿郁则生热，热郁则生痰，痰郁则血不行，血郁则湿不消，郁久则可导致积聚、臌胀的发生，以上六郁和七情内伤可相因为病。因为诸郁的关键在气化，故治疗应当以顺其气化为先，疏气令调，郁结自散。理气药物的使用既可健脾止痛，又可解郁除满，对软肝散结也可起到一定作用，而且诸郁多以气滞血瘀为转归，诸郁之中以气郁和血郁占多数，故王鸿士先生在治疗肝病时常用行气、活血、解郁药。

5. 攻补兼施，灵活辨治肝硬化腹水

肝硬化，肝功能失代偿，出现腹水、腹胀，病情复杂，预后较差，一般治疗较困难。古人通过实践，把本病的预后归纳为"唇黑伤肝，缺盆平伤心，脐突伤脾，背平伤肺，足心平伤肾"等五种绝候，是谓不治之症。王鸿士先生根据多年临床体会，认为肝硬化病例实证较少而虚证较多，且多久治不愈和反复发作，因而治疗多用攻补兼施法。所谓"攻"主要在于利水。

从临床症状看，本病的最大痛苦在腹水所引起的胀满、尿少，腹水不改善，胀满不得消。因此，消除腹水是减轻胀满的关键。但是消除腹水的途径，非单纯使用利水药一途，而应当根据具体患者的"腹水""臌胀"之病机，辨证论治。比如，水气犯肺型患者，实际上是在腹水的基础上又发生了胸水，主要是水气上犯，肺气壅塞不得下降，不能通调水道，下输膀胱，出现小便不利，水湿停聚；治疗不仅要以利水为法，还须用麻黄、杏仁、葶苈子开提肺气，并加强利水。腹水消退仅仅是标证的缓解，腹水消退以后的康复和顾本则更为重要。例如，有患者腹水消失后，脾虚气弱变为主要表现，实验室检查血红蛋白水平偏低，故须补气养血，健脾渗利，继续治疗。

6. 重肝胃不和在急慢性肝病中的作用

在肝病辨证中，王鸿士先生非常注重脏腑辨证的作用。他认为急性肝炎和慢性肝炎皆可见有肝胃不和的症状，但病机不尽相同。前者病处急性过程，多见湿热较盛，邪阻三焦而肝胃不和，故治以清热利湿为主，疏肝理气和胃为辅，清利药用得多而理气和中药用得少。后者多属慢性过程，相对湿热较轻，脾虚气滞不运明显，因而肝胃不和，治以行气化滞、舒肝和胃为主，清利为辅，是故所用清热利湿药少而行气化滞、健脾和中药多。余如病程久暂，虚实盛衰，自当根据脏腑盛衰、病邪轻重精心辨治。

7. 多法运用以求"肝和"

肝为将军之官，主藏血，主疏泄，体阴而用阳。外感湿热疫毒之邪，或内有饮食、七情之伤，都会影响其疏泄和藏血之功能。王鸿士先生认为肝病之治疗其法多端，但不外乎"平其亢""补其衰""疏其郁"三法，根本目的在于以求"肝和"。肝脏体阴而用阳，其体为阴，故阳邪侵袭易使阴液受灼而致其衰，其用为阳，七情之伤，易致其阳亢，故"平亢""补衰"之法常用。但王鸿士先生强调"疏郁"之法应贯穿在"平亢""补衰"之中。正如唐容川在《血证论·脏腑病机论》中所言："木之性主于疏泄，食气入胃，全赖肝木之气以疏泄之，而水谷乃化。设肝之清阳不升，则不能疏泄水谷，渗泄中满之证在所不免。"

因此，王鸿士先生认为治疗肝病，一要分清肝之衰亢，二要常以疏肝为枢机。例如，临床治疗肝炎，常以清热解毒利湿、活血化瘀、滋补肝肾为"平亢""补衰"之常用法，疏肝理气、疏调脾胃为"疏郁"之常用大法，柴胡、枳壳、青皮、陈皮、香附、郁金、木香、砂仁、川楝子等理气药为常用的臣佐之药。在肝病治疗中适当使用理气药物，有助于肝主疏泄功能的恢复及主流药物疗效的提高，以至于达到"肝和"。

（二）悬壶济世，仁心仁术

王鸿士先生在掌握精湛医术的同时，更有一颗仁爱之心。他经常跟年轻医生说："生命对任何人只有一次，生命面前人人平等。"王鸿士先生一生以救治病人为天职，先生高尚的医德一直影响着身边的工作人员。大医之道在于精诚，孙思邈"凡大医治病，必当安神定志，无欲无求，先发大慈恻隐之心，誓愿普救含灵之苦"的警句，正是先生行医数载历程的真实写照。

时光飞逝，王鸿士先生离开我们已经三十年了，再次阅读先生的医案，再次阅读先生当年与患者的往来书信，再度追忆先生的行医经历，仍倍受感动和鼓舞。吾辈当以先辈为楷模，传承先生治肝经验，学习先生"不问贫富，济世为怀"的高尚医德，不懈努力，为广大肝病患者尽心尽力。

九、治疗急慢性肝炎处方用药规律

王鸿士先生是北京地区著名的中医肝病和中医临床杂病专家。王鸿士先生一生以治疗、研究肝病为主，他的学术思想和丰富的诊疗肝病经验使其在北京地区享有重要的学术地位，具有一定的社会影响力。笔者对王老治疗急、慢性肝炎的16份病历中的处方用药进行分析总结，找出王老在治疗慢性肝炎中的用药特点及规律，为临床疑难病症，特别是为急、慢性肝炎治疗的医学难题摸索新的思路和方法，使王老的学术思想和宝贵的临床经验得以流传。

（一）王鸿士先生对急、慢性肝炎的见解

在长达数十年的临床实践中，王鸿士先生对肝炎的辨证施治有深切的体会，中医、中药治疗肝炎是有一定疗效的。对于历代医学文献所记载的经验和理论，通过再实践，可以证明，其中大部分还是有一定指导意义的。对于急性黄疸型肝炎的发病过程，他认识到"湿得热而益深，热因湿而愈炽"的变化，在治疗上常用茵陈蒿汤，随症加减。茵陈蒿汤是以茵陈为主，清热利湿退黄，栀子清三焦之火，用大黄通里泄热，三味药均属苦寒、泄降下行，使湿热之邪从下而解。黄疸的发生为郁热在里不得外越，热邪与湿邪相合，则湿热熏蒸发为黄疸。此方功效在于清泄郁热、通利湿邪，邪有出路，黄疸自除。对于急性无黄疸型肝炎,病因虽同属湿热,但黄疸型的特点为热盛于湿，无黄疸及肝炎后长期发热者的特点为湿盛于热，是以不用苦寒重剂，而只用一般清热解毒、渗湿、理气之法即可收效。对急性肝炎、迁延性肝炎及慢性活动性肝炎，从五脏气血、阴阳变

化的生理、病理规律及相互制约、相互滋生的关系出发，遣方用药，随症加减变化，形成了自己的学术风格。他的群药配伍，具有明显退黄、降酶、抗肝纤维化，改善缓解患者症状的整体功效。

（二）王鸿士先生对急、慢性肝炎的分类

在长达半个世纪对肝病的治疗中，王鸿士先生积累了丰富的经验，摸索出治疗肝病的规律和方法，将临床复杂多变的证候在中医理论指导下进行证型分类，为提高临床疗效提供可靠的依据。

1.急性肝炎

由于人体的差异，禀赋强弱不一及感受病邪的轻重不同，急性黄疸型肝炎的症状也比较复杂，其治疗很难用一方一药来解决。根据王鸿士先生的经验，以利于辨证施治为原则，将急性肝炎在临床上可分以下4型。

（1）湿热并重型

由于病位不同，本证又可分为湿热偏于上、中二焦和湿热偏于中、下二焦。

①湿热偏于上、中二焦

主要表现：黄疸较重，恶心，厌食油腻，口渴，食欲不振，小便短赤大便秘，脉弦滑有力，舌苔黄厚腻。

辨证：湿热蕴郁，脾为湿困。

治法：清热利湿，芳香疏气。

②湿热重于中、下二焦

主要表现：周身发黄，发热，食欲不振，恶心，厌油腻不明显，少腹胀，皮肤发痒，小便短赤，时有小便灼热感及刺痛，脉弦滑稍数，舌苔白。

辨证：湿热内蕴，邪气阻于中下二焦。

治法：利湿为主，兼用清热凉血法。

（2）湿重热轻型

主要表现：面目俱黄较前一类型轻，脘腹胀满，小便频数，尿黄，呕不思饮，食欲不振，身重腿沉，时有水肿或便溏，脉弦滑数，舌苔白。

辨证：湿困脾阳，运化失职。

治法：利湿为主，疏气为辅，兼与清热。

（3）热重湿轻型

主要表现：面目俱黄，脘腹胀满，口干苦思饮，小便频数，尿黄，食欲不振，恶心厌油腻，大便秘结，脉弦滑数，舌苔白。

辨证：湿热内蕴，热重于湿。

治法：清热为主，佐以渗湿。

（4）湿热弛张型

本证相当于急性黄色肝萎缩。

主要表现：湿热弛张，蒙蔽清窍，或热毒攻入心包，烦躁不安，甚则昏迷，腹胀满如囊肿状。

辨证：湿热炽盛，热毒攻入心包。

治法：清热解毒，利湿，开窍。

2. 慢性肝炎

慢性肝炎多由于急性肝炎失治，或由于自觉症状较轻忽视治疗，久而转变为慢性肝炎。湿热之邪为本病的主要因素，多由于在急性期间，湿热未尽，加之饮食伤胃，劳倦伤脾，郁怒伤肝，迁延不愈，以致转成慢性病。临床根据不同症状可以分为 4 型。

（1）肝胃不和型

主要表现：两胁胀满，脘闷腹胀，嗳气吞酸，四肢倦怠，脉象弦滑，舌苔白。

辨证：肝胃不和，湿热未清。

治法：疏肝和胃，佐以清热利湿。

（2）肝肾阴虚型

主要表现：四肢倦怠，心慌气短，夜卧不宁，胁肋疼痛（肝脾区痛），腰背酸疼，头目眩晕，脉弦细，舌质红，舌苔薄白。

辨证：肝肾阴虚，心脾不足。

治法：调补肝肾，健脾宁心。

（3）阴虚血热型

主要表现：四肢倦怠，午后发热，热势不高，手足心热，食欲一般，大便溏，小便黄或白，脉弦细稍数。

辨证：阴虚血热。

治法：养阴清热凉血。

（4）气滞血瘀型（湿热并重）

主要表现：四肢倦怠，恶心厌油腻，胸胁痞满，右胁刺痛，腹胀，矢气频转，大便秘或正常，小便黄，脉弦滑有力，苔白或黄。（转氨酶较高，麝浊不高。）

辨证：湿热内蕴，气滞（郁）血瘀。

治法：清热利湿，疏气理血。

（三）对王鸿士先生处方用药的分析

笔者在整理过程中搜集了王鸿士先生生前 16 例治疗肝病的处方，其中包括初诊、复诊处方共 153 个处方。从用药角度对这些处方进行了分析，其中使用次数较多的中药包括：茵陈

106次，青皮、陈皮98次，蒲公英87次，金钱草80次，木香75次，败酱草74次，龙胆草66次，板蓝根65次，女贞子59次，炒栀子44次，延胡索43次，牡丹皮40次，郁金38次，生黄芪37次，小蓟32次，白茅根30次，车前子29次。

在应用药物中，茵陈使用频率最高出现106次，茵陈是张仲景《伤寒论》中茵陈蒿汤的君药。茵陈味苦性寒，归肝、胆、脾、胃四经，具有活血化瘀、清热利湿、退黄的作用，是治疗急性黄疸型病毒性肝炎的主药。王鸿士先生在治疗肝病中几乎每方必强调清热解毒、利胆退黄，这突出其治病祛邪的思想。青皮、陈皮次之出现98次，青皮、陈皮具有疏肝理气，使肝恢复其疏泄条达功能。王鸿士先生注意到理气药的应用，绝非行气法一法所能概括，因为理气法细分起来还有补气、降气、行气、升气的区分。行疏肝健脾之治体现中医药在治疗中的整体观念，同时配以茵陈、蒲公英、败酱草、龙胆草可增加清热解毒利湿之功效。对于慢性活动性肝炎，表现为脾肾亏虚者，王鸿士先生善用党参、太子参、黄芪、茯苓、白术、墨旱莲、女贞子之类调整肝功，改善肝脏功能，双补脾肾，在祛邪同时注意扶植正气。整个治疗过程的清热、利湿、退黄、降酶、健脾补肾、降浊、降絮，调整血球蛋白比例，均依证立法，随证变法，"谨守病机"。王鸿士先生的医学实践，尊重经典，肯于思考，不墨守成规，用药灵活，注重疗效。

（四）病案举例

病案1

患者，男，成人。1972年4月8日初诊。

患者因疲乏无力，肝区痛，发现肝功能异常两月而来诊。

患者自 2 月以来，自觉疲乏无力，肝区痛，肝功能异常，迄今未见恢复，今转来本院门诊。

现症：腹胀、便溏、尿黄、心悸、多梦、巩膜黄染、皮肤微黄、脉弦滑、舌苔薄白。肝脾未触及。

实验室检查：血清麝香草酚浊度试验（麝浊）8.5U，血清麝香草酚絮状试验（TFT）（－），ALT642U/L；尿胆原阳性，尿胆红素阳性。

诊断：急性黄疸型肝炎。

辨证：湿热蕴郁，热盛于湿。

治法：清热利湿。

处方：茵陈蒿 30g，炒栀子 15g，炒黄柏 15g，茯苓 15g，酒大黄 6g，滑石 15g，车前子 15g（包煎），草豆蔻 6g，猪苓 12g，焦山楂 10g，焦神曲 10g，焦麦芽 10g。20 剂。水煎，早晚饭后服。

1972 年 4 月 29 日二诊：患者服上方 20 剂，黄疸明显消退，尿微黄，但是仍身热便溏、腹胀、手心热、心悸、脉弦细滑、舌苔白黄。检查肝功能：ALT505U/L，麝浊 14U。治拟上法。

处方：茵陈蒿 30g，板蓝根 15g，猪苓 15g，炒栀子 15g，茯苓 15g，蒲公英 30g，牡丹皮 15g，莪术 10g，败酱草 30g，青皮 10g，陈皮 10g，六一散 12g。28 剂。水煎，早晚饭后服。

1972 年 6 月 5 日三诊：患者手足心热、口干、疲劳、晚间肠鸣、便溏、矢气转多、口干、咽干、牙龈出血、脉弦滑、舌苔薄白。复查肝功能：ALT 正常，麝浊 8U，TFT（－）。

处方：茵陈蒿 30g，板蓝根 15g，猪苓 15g，栀子 10g，茯苓 15g，蒲公英 15g，牡丹皮 10g，莪术 10g，败酱草 30g，青皮 10g，陈皮 10g，六一散 12g，玄参 15g，小蓟 30g，明矾 3g。28 剂。

水煎，早晚饭后服。

患者服此方，至 7 月 8 日症状基本消失，肝功能 3 项全正常。8 月 12 日复查，肝功能仍正常。追访 2 月后，患者情况均良好，肝功正常，肝脾不大，没有遗留下任何症状。总病程约 5 个月，经治 3 个多月，肝功能恢复正常，达到了临床痊愈。

王鸿士先生从医 50 余载，重视中医经典研究，功底扎实，在长期的学术生涯和临床实践中积累了丰富的经验，具有一整套的辨病、辨证用药规律的学术主张。特别在肝病领域中，王鸿士先生对急性肝炎、黄疸性肝炎、迁延性肝炎及慢性活动性肝炎的辨证治疗最具代表性和最具学术特点，在长期临床实践中形成独特体系和用药规律。对王鸿士先生的学术思想及学术特点、用药规律、临床疗效进行系统总结、整理评价、深度研究挖掘学术价值，不仅有重要的学术价值，还具有深远的社会意义。

病案 2

患者，男，16 岁。1970 年 5 月 5 日初诊。

患者患肝炎半年以上，因谷丙转氨酶增高，一直不见恢复，转来会诊。

现症：睡眠不好，左肋刺痛，有时腹胀，脘肋痞满，尿黄，脉弦滑，舌苔白厚腻。触诊肝肋下及边质软边锐，脾未及。ALT3240U/L，麝浊正常。

西医诊断：急性无黄疸型肝炎。

辨证：湿热内蕴，气滞血瘀，湿热并重。

治法：清热利湿，疏气理血。

处方：茵陈 30g，小蓟 30g，蒲公英 30g，青皮 9g，陈皮

9g，茯苓 15g，龙胆草 6g，木通 6g，金钱草 24g，炒栀子 9g，牡丹皮 9g，草豆蔻 9g，炒川楝子 15g，延胡索 9g。7 剂。水煎，早晚饭后服。

1970 年 5 月 12 日二诊：服药后患者仍肠鸣，四肢胀已消，尿微黄，脉弦滑，苔白腻。

处方：茵陈 30g，小蓟 30g，蒲公英 30g，金钱草 24g，茯苓 15g，龙胆草 4.5g，木通 6g，青皮 9g,陈皮各 9g，炒栀子 9g，牡丹皮 9g，草豆蔻 9g，桑寄生 15g。10 剂。水煎，早晚饭后服。

1970 年 5 月 22 日三诊：症见肠鸣,尿黄,纳食一般,脉弦滑，舌苔白黄。复查肝功能：ALT579U/L，麝浊 5U。

处方：茵陈 30g，小蓟 30g，蒲公英 30g，青皮 9g，陈皮 9g，茯苓 15g，龙胆草 4.5g，关木通 6g，金钱草 24g，炒栀子 9g，牡丹皮 9g，草豆蔻 9g，桑寄生 24g，砂仁 4.5g。10 剂。水煎，早晚饭后服。

1970 年 6 月 1 日四诊：患者服药肝功能迅速恢复，5 月 29 日查肝功能 ALT238U/L，现仍睡眠欠佳，腹部不适，大便稀，肝区痛，脉弦细，舌苔白厚腻。

处方：茵陈 30g，小蓟 30g，蒲公英 30g，茯苓 15g，龙胆草 6g，牡丹皮 9g，炒栀子 9g，金钱草 15g，桑寄生 24g，草豆蔻 9g，砂仁 4.5g，滑石 30g。14 剂。水煎，早晚饭后服。

1970 年 6 月 15 日五诊：6 月 11 日患者查 ALT166U/L，肝脾不大，达到了显效。现症见食欲一般，睡眠好转，便溏，脉弦细，舌苔白腻。拟用上方加藿香 9g，14 剂，继续调治。

患者患病病程半年以上,肝功能严重损害,经治仅 1 个月余，症状及肝功能均明显好转，达到了治疗目的。

医案选粹

一、急性肝炎

刘某，女，27岁，已婚，工人，外院会诊病例。1962年2月17日初诊。

主诉：发烧、周身发黄10天。

现病史：患者产后三个月，于1962年2月4日起突发上腹部剧痛，继而发烧38.8℃，巩膜发黄，右上腹压痛，腹泻，以胆道蛔虫合并感染收入某院治疗。查体：体温40℃，WBC28×10^9/L，胆红质13mg%，黄疸指数100U。由于腹痛及黄疸加重，乃于2月15日行剖腹探查，术中胆囊正常，无结石及蛔虫，胆总管无扩大，唯肝脏高度充血肿胀，病理诊断为急性传染性肝炎。术后患者即神志不清，高烧，全身有大小不等之出血点、瘀斑，阴道大量出血，柏油样大便多次。化验：血培养有大量大肠杆菌，黄疸指数125U，胆红质13mg%，麝絮（++），谷丙转氨酶320U/L以上，凝血酶原时间（阿氏法）27分，非蛋白氮150mg%，血钾14.1mg%，血钠301.5mg%，氯化物250mg%，WBC16.6×10^9/L，中性粒细胞85%，嗜酸性粒细胞1%，淋巴细胞14%。初步诊断：急性传染性肝炎；败血症；急性肾功能衰竭（氮质血症）；肝昏迷。患者经大量抗生素、维生素、丙酸睾丸素、氢化可的松及凝血药治疗未见好转，且症状呈进行性加重，呼吸微弱，血压下降，脉弱不能触及，又经抢救并加用独参汤，病情稍有好转，2月17日请中医会诊。刻下症见周身发黄，神志昏迷，鼻衄大作，高烧不退，全身紫斑，阴道下血，四肢浮肿，大便色灰，小溲微黄，舌质淡，舌苔黄厚而垢腻，脉极细微。

辨证：肝胆湿热，蕴结于内，弥漫三焦，蒙蔽心包，以致高热、神昏、身黄、苔腻；邪热入血，则迫血妄行，故见全身紫斑、阴道下血；邪实鸱张，血去过多，故见脉微欲绝，已露元气欲脱之象。

治法：滋阴回阳，扶正固脱，止血化瘀，少佐利湿清宫开窍之品。

处方：西洋参9g，侧柏炭9g，阿胶珠9g，地榆炭9g，茵陈15g，白芍30g，当归12g，生地黄9g，黄连炭4.5g，金银花30g，生甘草4.5g，远志9g，麦冬15g，茯苓15g，石菖蒲9g，肉桂1.5g（冲服），藿香3g，龙胆草炭9g，童便一盅（先服）。3剂。

2月19日二诊：患者服药后神志已清，鼻衄已止，出血渐止，身黄见退，但仍口干唇裂，舌绛无苔，脉沉细，病虽有转机但仍未脱险境。前方加党参9g，另伏龙肝二两水煎液再煎上药。

2月23日三诊：患者神志已清，身黄不退，出血已止，语言不利，反应迟钝。黄疸指数25U，胆红质1.8mg%，非蛋白氮29mg%，血氯化物549.9mg%。此为邪热渐退，而正气仍虚，故宜扶正祛邪并重。

处方：西洋参4.5g，茵陈30g，杭白芍30g，苍术9g，白术9g，茯苓15g，杏仁9g，橘红9g，石斛15g，金银花30g，钩藤7.5g，白僵蚕3g，石菖蒲9g，牡丹皮9g，天冬9g，麦冬9g，川贝母

12g, 天花粉 9g, 紫花地丁 15g, 藿香 4.5g, 羚羊角粉 0.6g（兑服）。5 剂。

患者共服五剂后，病情已基本恢复，乃去西洋参及羚羊角粉，调理巩固疗效后，痊愈出院。

【按语】

本例原系急性黄疸型肝炎，但临床表现极似胆道阻塞合并感染，以致误行手术，则更促使病情恶化，出现急性肝、肾功能衰竭，有尿毒症及肝昏迷、电解质紊乱、广泛出血及败血症表现，病情极重。

根据中医观点，本例病情复杂凶险，系肝胆湿热蕴结于内，弥漫三焦，蒙蔽心包，邪热入血，迫血妄行，其邪势嚣张，缠绵日久，以致气血双亏，正气不支，已见正气已脱之象，又因周身紫斑，便血频数，下血如崩，以致阴血虚绝，阳气失附，至脉微欲绝，顷刻即有亡脱之可能。针对上述病情，当时邪势虽猖，而正气未绝，故抓住扶正固脱为主，稍佐祛邪，即所谓正气犹存，尚可后图退邪。若仅以祛邪为主，则邪未能去，而正气已亡矣。人身之中，贵乎气血，若气血充沛则百邪可祛。方中仿生脉散之意，以西洋参、麦冬滋阴复脉，以生地黄、当归、白芍补血。在上述诸药中佐以肉桂一味培补命门之火。侧柏炭、地榆炭、黄连炭、龙胆草炭、童便等清热凉血止血，尤以童便有化瘀生新之功，且具有清热而不伤于寒凉之妙，况患者产后三月未过百日，血崩不止，童便又有调经之效，用之甚安。另方中茵陈、金银花、茯苓、藿香等品清热利湿，又因湿热蒙蔽心包，故以石菖蒲，开窍醒神。

上方治之，药证相符，故病情时显好转，神清血止，身黄渐退，脉有起色，唯病体较亏，元神未复，故言语不利，复加钩藤、僵蚕凉肝定惊，又恐热邪深伏，余热不清，故以羚羊粉以彻其余热。

对此濒死危候经中西医共同配合努力抢救，终于挽救了生命。

二、慢性肝炎

病案1

宋某，男，32岁。1972年3月29日初诊。

主诉：厌油，纳减，乏力二月余。

现病史：患者于1971年12月下旬自觉厌油、乏力、呕吐、便稀在长春某医院治疗，查体见肝在肋下一指，辅助检查：谷丙转氨酶500U/L，麝浊16U，胆红质0.9mg%，黄疸指数9U，尿胆原阳性，尿胆红素阳性，诊为急性黄疸型肝炎，静点葡萄糖、能量合剂治疗10天，症状减轻但肝功不降。自1972年2月3日起，患者接受激素（泼尼松）治疗，共口服37天，食量增加，体重上升，但出现胃痛、呕吐、反酸，白细胞多数情况下偏低，白蛋白/球蛋白比值为3.6/3.1。于1972年3月12日患者转入北京某医院治疗，入院后查体：肝在肋下可以触及，脾未触及，食管静脉无曲张，谷丙转氨酶800U/L（最高能查到800U/L），麝浊12U，麝絮（+），白蛋白/球蛋白比值为3.9/2.6，诊断为为迁延型肝炎，给予静脉点滴胰岛素治疗。1972年3月15日复查肝功：谷丙转氨酶800U/L，麝浊13U，麝絮（++），与十天前肝功能比较无明显变化，故请中医会诊治疗。刻下症见：乏力，气短，不欲言，纳差，胃不适，腹胀，肠鸣，小便黄，大便溏，口干苦，不思饮，舌苔白，脉弦滑。

辨证：气阴两伤，脾虚胃弱，湿热蕴于中州。

治法：补气养阴，健脾和胃，清热利湿。

处方：生黄芪 15g，茵陈 15g，藿香 9g，焦白术 9g，茯苓 15g，杏仁 9g，橘红 9g，白蔻仁 3g，白芍 30g，丹参 15g，石斛 15g，郁金 9g，酒黄芩 9g，秦皮 12g。7 剂。

1972 年 3 月 22 日二诊：患者食欲好转，大便成形，但仍乏力，小便黄，两手胀热，脉舌同前。继用前方去石斛，加川续断 15g、木瓜 12g。7 剂。每日中午加服一丸河车大造丸。

1972 年 4 月 12 日三诊：患者复查肝功：谷丙转氨酶 115U/L，麝浊 15U，麝絮（++）。症状已不明显，只觉手胀，腹稍胀，溲稍黄，舌净无苔，脉弦滑。前方去杏仁、橘红、酒黄芩，加酒龙胆草 9g，五味子 12g，焦山楂、焦神曲、焦麦芽各 30g。12 剂。继服河车大造丸，每日中午一丸。

1972 年 4 月 24 日四诊：患者复查肝功：谷丙转氨酶正常，麝浊 9U，麝絮（±）。症状除晨起恶心，反酸外，无任何其他不适，舌苔薄白，脉沉滑。继用前方去酒胆草、焦山楂、焦神曲、焦麦芽，加旋覆花 9g（包煎），生赭石 9g（先煎），党参 12g，瓦楞子 30g。9 剂。

1972 年 5 月 3 日五诊：患者复查肝功能：谷丙转氨酶正常，麝浊 8U，麝絮（±）。患者自觉无症状，舌净，脉沉。改拟丸药（守前法）调理以善其后。

【按语】

患者系迁延性肝炎急性发作，用激素治疗后，谷丙转氨酶由 500U/L 上升至 800U/L，后用葡萄糖、胰岛素、保肝疗法共三月来未见好转，而用中药治疗 14 剂使转氨酶由 800U/L 以上下降至 115U/L，共 26 剂使转氨酶正常，麝浊由 15U 下至 9U，麝絮由（++）下降至（±），说明祖国医学对病毒性肝炎的治疗有较好的效果。

肝炎患者用激素停药后，复出现全身虚弱的症状，有肝炎本身毒热的表现，还有激素副作用所产生的虚热的假象，所以治疗上更为复杂。此例病人说明，尽管病情错综复杂，但以气阴两伤、脾虚胃弱为其主要矛盾。患者乏力，气短，不欲言，口干，皆为气阴两伤之象；纳差，腹胀，肠鸣，便溏是脾虚胃弱之征；而小溲黄，口苦不思饮是肝炎本身湿热之毒的表现。由于抓住了前者是主要矛盾，所以治疗上始终以生黄芪、白芍、党参、丹参、五味子及河车大造丸补气养血，以白术、茯苓、藿香、白蔻仁、石斛、杏仁、橘红、旋覆花、赭石健脾和胃，而以酒黄芩、龙胆草、秦皮、茵陈、郁金等清热利湿解毒为辅。

祖国医学强调全面辨证，整体治疗，"治病必求其本"，反对头疼医头，脚疼医脚。此例病人，尽管谷丙转氨酶在 800U/L 以上，但这是"标"不是"本"，其本质上是内在的气阴两伤，脾胃虚弱。如果一旦谷丙转氨酶在 800U/L 以上即用大剂量清热解毒之品，必更伤其脾胃，使人体化生气血之能力减弱，更不能抵抗病毒之感染。由于始终以治本为主，而兼以清热利湿解毒，则脾胃得健，气血得生。从前 14 剂可以看出，不用降酶之中药，即可收到降酶的效果。

病案 2

王某，男，68 岁，北京人，干部。1963 年 6 月 27 日初诊。

主诉：右胁痛、周身发黄 1 周。

现病史：患者于就诊前 7 天发现右胁、右上腹痛，疼痛持续存在，周身发黄，食欲不振，呃逆频作，小便红赤。曾去某医院急诊就诊，查体：右上腹可按及小包块，质硬而有压痛，肝在肋下 2cm，脾未触及，血压 190/120mmHg；实验检查：尿胆红素（+），尿胆原（+），尿胆素（+），血清胆红素 7.05mg%，谷丙转氨酶 398U/L，麝絮（-），麝浊 4U，WBC13.5×10⁹/L。

初步印象：黄疸（待查），急性胆囊炎，胆石症，肿瘤不除外，不能确诊。动员入院手术探查，患者不愿手术，遂来我院门诊。

刻下症：右胁痛，胸满，周身发黄，大便两日未解，语言声哑，未见寒热，舌质红，舌苔黑，脉弦滑，三五不齐。既往有冠状动脉粥样硬化性心脏病史，高血压病史。检查：血压 200/120 mmHg，右上腹肌紧张，可扪及一较硬的肿块，莫菲征阴性，肝右胁下 2cm，脾未扪及。

辨证：脾蕴湿热，发为黄疸，土湿木郁致有胁痛。

治法：清热利湿，活血化瘀止痛。

处方：茵陈 60g，杏仁 9g，橘红 9g，熟大黄 6g，赭石 12g（先煎），黄连 3g，白芍 30g，酒黄芩 9g，藿香 9g，泽兰 15g，延胡索 9g，败酱草 15g，金银花 12g，泽泻 9g，车前子 9g（包煎），龙胆草 4.5g，六一散 12g。2 剂。

6 月 29 日二诊：患者药后肝痛减轻，黄疸消退，食欲较佳，大便仍未解，里热未除，苔黄，脉弦滑，按上方加减再进三剂。

7 月 2 日三诊：患者大便已解，精神较佳，睡眠安，肝痛已除，黄疸已退尽，近两天来咳嗽痰多，舌苔转薄白。查体：肝已回缩，右上腹包块消失。实验检查：谷丙转氨酶 16U/L（正常 0—21U/L），黄疸指数 9U，胆红素 0.4mg%，尿胆红素（-），尿胆原（-），尿胆素（-），血压 135/85 mmHg。里实已解，治以健脾利湿之剂。

处方：茵陈 120g，通草 3g，六一散 15g，鲜薄荷 9g，鲜藿香 9g，黄连 3g，茯苓皮 15g，泽泻 9g，牡丹皮 9g，酒黄芩 9g，赤芍 12g，白芍 12g，炒栀子 9g，金银花 18g，杏仁 9g，瓜蒌 12g，旋覆花 9g（包煎），车前子 9g（包煎）。14 剂。

患者按上方加减共服 32 剂，症状完全消失，免除手术得以治愈，随访一年半均无异常发现。1963 年 10 月 25 日患者来我院复查肝功能：黄疸指数 6U，麝浊 2.5U，脑絮（－），白蛋白 / 球蛋白比值 3.85/2.10，其他均属正常。

【按语】黄疸的发生多由于湿热，与肝、胆、脾、胃关系最为密切。就以本例而言，病人虽年已花甲，但无正气虚的表现，而见湿热弥漫三焦，周身尽黄，热炽里实，大便两日未解，小便黄赤，积聚包块，按之痛甚，当属邪气实。

按西医观点，此为胆囊炎、胆石症、肿瘤等阻塞性黄疸的可能性极大。根据中医辨治，此例乃属"阳黄"范畴。在治疗上，以茵陈、蒲公英、败酱草、金银花、通草、车前子、泽泻、六一散清热利湿解毒；橘红、泽兰、延胡索、赭石以理气活血化瘀定痛；熟大黄、酒黄芩清三焦之热以泻里实；少佐藿香以芳香化浊，白芍以柔肝止痛。黄疸消退，胁痛消失，肝功能恢复正常，右上腹包块随之而消，免于手术治疗，经随访达到临床治愈。

三、重症肝炎

张某，男，41 岁。1978 年 6 月 30 日初诊。

主诉：目黄、小便黄、头晕、腹胀 1 年余。

现病史：患者在 1977 年 7 月因献血体检发现肝功异常，麝浊 7.5U，经治疗不愈。患者于 1977 年 11 月，开始出现右胁下痛，查肝功：GPT190U/L，麝浊 18U，结合其他情况确诊为肝炎。1978 年 4 月，患者因症状加重三月，见有腹胀，胁肋肝区痛，食少乏力，身倦懒言，尿黄明显而住院。查体：皮肤黄染明显，肝掌可见，肝大肋下 1.5cm，质软，触痛。化验肝功：

GPT 812U/L，麝浊 14U。按迁延性肝炎治疗一周后，舌质加深，症无好转。后行同位素肝扫描，除外肝癌，按亚急性重型肝炎或胆汁淤积型慢性活动性肝炎治疗，加用激素，同时进行了肝穿刺，病理检查诊断为慢性活动性肝炎。5月15日，患者出现腹水合并腹腔内感染，加用肝素及抗生素治疗，腹水及感染有所控制，黄染仍继续加深，鼻出血及血象变化提示出血倾向，肺部闻及干湿啰音，并有低烧、咳嗽，肝脏进行性增大，肋下2.0cm、剑下6.0cm 可触及肝脏，质中，提示病情危重，有亚急性肝坏死及大出血的可能，曾输血 800ml 无明显好转，于6月3日自动出院。

患者出院后来我院门诊，刻下症见头晕、腹胀、容易出汗、面目黄染、小便黄赤、苔白、脉弦细滑。查肝功：麝浊 24U，GPT234U/L，结合胆红素 118.3 μmol/L，非结合胆红素 38.3 μmol/L，。

诊断：慢性活动性肝炎。

辨证：素体虚寒，湿浊淤积肝胆，发为黄疸。

治法：温阳健脾，化湿祛瘀退黄。

处方：茵陈蒿汤加减。

茵陈 45g，炒栀子 10g，酒大黄 5g，车前子 15g（包煎），茯苓 25g，金钱草 12g，泽泻 12g，滑石 15g，蒲公英 30g，炮附子 3g，补骨脂 10g，桂枝 3g，柴胡 6g，猪苓 15g。28剂。

1978 年 7 月 31 日二诊：患者服药一月，查：谷丙转氨酶 12U/L，麝浊 20U，白蛋白 / 球蛋白比值 3.5/3.5，血胆红素定量已降正常。症无明显好转，苔白，脉弦滑。湿浊淤积之症已渐好转，于前方去酒大黄、附子、桂枝，加女贞子 25g、桑椹 30g、焦山楂 12g、焦神曲 12g、焦麦芽 12g、半夏 10g、青皮 10g、陈皮

10g、炒莱菔子 12g。30 剂。

1978 年 8 月 4 日三诊：患者症状明显好转，腹胀、早晨口鼻出血均见好转，苔薄白脉弦细，但仍是湿浊不净。查肝功：GPT100U/L，白蛋白 / 球蛋白比值 3.8/2.9。治以益肾，气阴双补之剂为主，兼祛余邪。

处方：生黄芪 15g，女贞子 25g，桑椹 24g，茯苓 24g，枸杞子 12g，焦山楂 10g，焦神曲 10g，焦麦芽 10g，车前子 15g（包煎），泽兰 12g，补骨脂 10g，猪苓 15g，大腹皮 12g，槟榔 12g，茵陈 15g，炒栀子 10g，蒲公英 30g。30 剂。

1978 年 11 月 6 日四诊：患者已连续服用上方两月余，腹胀减轻，肝无窜痛，咳轻，苔薄白，脉弦滑。查肝功：谷丙转氨酶 4U/L，胆红素 0.3mg%，麝浊 19U，麝絮（＋），GPT148U/L，白蛋白 / 球蛋白比值 4.8/2.6。肝功能及症状均较为稳定。

【按语】本病例为肝炎活动期并亚急性重型肝炎重症。湿浊淤积，黄疸较深，为阴虚而兼有气虚，肾元不足之象。是故，本方以茵陈蒿汤、茵陈五苓散为主，加用附子、桂枝、补骨脂少许以化湿浊。患者素体本虚而且湿重于热，故以祛湿药为主，佐附子、桂枝温化有助祛湿，加生黄芪、女贞子、补骨脂、桑椹等益肾培元固本，使心虚证得以恢复。湿重于热，故祛湿药重于清热药，因人已虚，遂不用苦寒重剂，故使用栀子、酒大黄、蒲公英、金钱草等也是轻清、暂用，且有附子、桂枝反佐之。柴胡可滋疏郁宣解，有助利湿、退黄、调肝。柴胡性降苦寒伤正，疏郁损气，本病因证施治，需要暂用而不宜久用，并有佐使及夹症之味，才收显效，正所谓"有故无殒"之谓也。

四、肝硬化

病案1

齐某，男，41岁，工人。1974年4月初诊。

主诉：胁痛3年。

现病史：1971年春，患者感脘堵腹胀、两胁刺痛、食欲不振、便溏乏力、时而低热，经常齿衄或出现皮下瘀斑，11月于某院检查脾大二指，肝剑突下三指，WBC4.3×10⁹/L，PLT41×10⁹/L，肝功能检查：ALT396U/L，麝浊14U，麝絮（＋），白蛋白/球蛋白比值3.43/3.02，诊断为慢性肝炎（活动期）。1972年11月，食管造影见食管中下段黏膜迂曲不整，有虫蚀样小缺损，轮廓不光滑，诊为食管静脉曲张。1973年4月，患者恶心、纳差明显，消瘦乏力，尿色如茶，大便泄泻，黄疸，瘀斑较多，下肢尤显，可于肋下3.5cm，剑突下6cm触及肝脏，肋下4cm可触及脾脏，无腹水征。肝功能检查：ALT810U/L，麝絮（＋＋＋＋），麝浊19U，胆红质1.6mg%，间接胆红素4.8mg%；蛋白电泳：A48%，α₁5.0%，α₂5.0，β11%，γ31%。临床印象为重症肝炎，肝硬化，亚急性肝坏死。住某院期间，经用干燥人血浆、肝太乐、肝炎丸、乌鸡白凤丸及中药汤剂等综合治疗后，黄疸已退，出血倾向明显好转，食纳增加，可于剑突下3cm触及肝脏，可于肋下3.5cm触及脾脏，肝功能接近正常，食管造影如故。患者因惧手术，1974年4月转我院门诊就治。刻下症见：疲乏无力，腰痛腿软，脘闷胁痛，腹胀便溏，溲黄而少，齿衄，时有皮下瘀斑，夜寐不实，苔薄白，脉弦滑，肝脾如前。既往史有高血压病史。

临床诊断：肝炎后肝硬化，门静脉高压，脾功能亢进，食管静脉曲张，高血压病。

辨证：肝肾不足，气滞血瘀，湿热余邪未尽。

治法：育阴软坚，活血化瘀，佐以理脾。

处方：鳖甲 15g，红花 9g，三棱 6g，马鞭草 6g，党参 12g，焦白术 9g，黄精 15g，女贞子 24g，枸杞子 12g，鸡血藤 24g，桑寄生 24g，狗脊 12g，续断 15g，刘寄奴 9g。7 剂。

曾加减：腰痛腿软去红花、三棱、刘寄奴，加木瓜 12g、炒杜仲 6g；肝功能异常，血小板低，有齿衄，皮下瘀斑加茵陈 24g、板蓝根 15g、牡丹皮 9g、丹参 15g、泽兰 12g。以本方为基础，坚持中药治疗半年余。

1974 年 12 月 30 日二诊：患者腹胀乏力，齿衄，苔薄白，脉弦滑。实验室复查：麝浊 8U，麝絮（++），ALT150U/L，WBC4.1×10⁹/L，PLT36×10⁹/L。

治法：上法加益气之品。

处方：茵陈 15g，板蓝根 15g，金钱草 18g，生黄芪 24g，党参 12g，青皮 9g，陈皮 9g，大腹皮 9g，槟榔 9g，赤芍 9g，白芍 9g，红花 15g，白茅根 15g，女贞子 24g，鸡血藤 30g，炙鳖甲 15g。7 剂。

曾加减：胁痛、肝脾大去红花、赤芍，加当归 9g、白芍 24g、生牡蛎 30g；清热解毒加蒲公英 30g。本方加减曾服数月。

1975 年 7 月 25 日三诊：患者齿衄、胁痛减少、腹胀尿黄、苔薄白、脉弦滑缓，于肋下 1cm 许可触及脾脏，PLT41×10⁹/L。食管造影复查：中下段静脉曲张消失。血压波动，最高 150/100mmHg。

治法：益气养肝，清热渗湿，凉血解毒。

处方：女贞子 24g，何首乌 12g，阿胶珠 9g，白芍 24g，当

归 9g，炙鳖甲 15g，生黄芪 15g，党参 15g，大腹皮 12g，槟榔
12g，茵陈 15g，板蓝根 15g，蒲公英 30g，鸡血藤 30g，白茅根
15g。7 剂。

曾加减：腹胀肠鸣、四肢浮肿去阿胶、板蓝根、白茅根，
加厚朴 6g、木瓜 12g、冬瓜皮 15g、冬瓜子 15g；头晕加珍珠母
24g。

1976 年 2 月 9 日四诊：患者腰膝痛软改善，不觉腹胀，大
便成形，齿衄基本已止，舌上可见小块紫暗瘀斑，苔白，脉弦滑。
肝功能复查数次正常，WBC5 × 10^9/L，PLT93 × 10^9/L。脾肋下将及。

继拟上方进退以利巩固。

【按语】患者为慢性肝炎早期肝硬化。由于病邪较盛，湿热
困脾及蕴郁肝胆不解，加之久病情怀不悦，肝阴暗耗，气滞血
瘀日增，导致肝脏功能进行性恶化，黄疸低热，腹胀胁痛，腰
痛乏力，齿衄瘀斑，白细胞及血小板减少，肝功能试验谷丙转
氨酶、麝絮及胆红素异常增高诸证相继出现，肝脾肿大及食管
中下段静脉曲张，经治以扶正祛邪之法病情好转。但黄疸退后
湿热余邪未清，气滞血瘀未复，阻碍本病进一步恢复，治予活
血化瘀、育阴软坚、补气健脾、疏气行滞，配合清热渗湿、活
血解毒为法调治，患者全身症状明显改善，出血倾向消失，肝
脾显著缩小，肝功能正常，并经 X 线造影复查食管静脉曲张也
已消失。

病案 2

周某，男，28 岁，技术干部。1963 年 2 月 27 日初诊。

主诉：浮肿无力一年半，近半年来纳食不香，肝区时痛伴
体重渐减。

现病史：患者于 1961 年下半年开始出现双下肢浮肿无力，于 1962 年 2 月发现肝功不正常，其中麝浊 12U，脑絮（++++），谷丙转氨酶 200U/L。1962 年 9 月，患者出现纳食不香、肝区胀痛、恶心乏力、下肢浮肿、尿黄而如某院就诊，触诊发现肝大二指，肝功能：谷丙转氨酶 500U/L，麝浊 19U，脑絮（++++），而收入院治疗，经保肝治疗后症状及肝功能均有所好转，于 1962 年 12 月出院。出院一个月以后患者症状重现，肝功能又起恶化，于 1963 年 1 月住入另一家医院。入院时查体所见：面色晦暗，目不黄，面部及两后掌有数个蜘蛛痣，肝肋下触及，脾肋下 1cm，均为中等硬度，轻触痛，双下肢轻度可凹性浮肿，余未见阳性体征。化验肝功能：谷丙转氨酶 92U/L，麝浊 6U，脑絮（++）。血常规：WBC3.2×10⁹/L，PLT79×10⁹/L。肝穿病理所见为结节性肝硬化。根据以上病情及检查，符合门静脉肝硬化、肝功能亢进诊断标准，经两个多月的保肝治疗，无明显疗效，肝功能波动，肝脾区胀痛，故来我院门诊会诊治疗。会诊所见：临床见症如上所述，患者一般情况尚好，舌红，苔白，脉沉细滑。

辨证：肝肾不足，脾失健运，气虚血滞。

治法：滋补肝肾，健脾补气，养血活血。

1963 年 2 月 27 日方：生黄芪 15g，女贞子 15g，菟丝子 15g，续断 15g，阿胶珠 9g，地榆 9g，白术 9g，白芍 30g，茵陈 15g，蒲公英 15g，地龙 9g，香附 9g，小蓟 15g，乌梅炭 3g，党参 12g，木瓜 12g，藿香 6g。

1963 年 6 月 22 日方：生黄芪 30g，生地黄 15g，生鳖甲 24g，何首乌 30g，白芍 30g，青蒿 12g，当归 12g，蒲公英 15g，玄参 12g，黄连 6g，败酱草 9g，延胡索 9g，木瓜 12g，茵陈 15g，乌梅 9g，地榆 15g，小蓟 15g，生甘草 3g。

患者从 1963 年 3 月 ~1965 年 12 月均以此两方为主,略有加减而收效。此期间,患者于门诊期间曾两次食管造影,均未发现食管静脉曲张,血小板数逐步升高,最高达 136×10^9/L,以后中断治疗。1970 年 5 月,食道造影仍未见静脉曲张。1971 年 5 月,患者复查时血小板有所下降,继服中药治疗而收效。

【按语】此例患者食管静脉曲张的消失,能否说明肝硬化是可逆的?食道静脉曲张是可以消失的?这值得进一步研讨。

患者于 1966 年以后未继续服中药,1971 年 5 月复查时血小板有所下降,说明在中药治疗获效后,必须坚持治疗一阶段,以巩固疗效。此方剂中生黄芪补气,女贞子、续断、菟丝子滋补肝肾,大枣、地榆、阿胶珠及何首乌可促进血小板复升,当归、小蓟、白芍、延胡索养血活血凉血,地龙、香附、王不留行疏通血络以化瘀,泽兰交通肝脾之血,茵陈、败酱草、黄连、蒲公英凉血清热解毒,乌梅、生甘草甘酸解毒,青蒿清血中虚热,生鳖甲有软坚之功,玄参、生地黄清热凉血,解毒养阴。

病案 3

程某,男,53 岁,外地职工。1962 年 1 月 10 日初诊。

主诉:腹水 3 年。

现病史:患者 3 年前出现腹胀,身倦无力,消瘦,下肢浮肿,于当地医院检查为肝脾肿大,伴有腹水,来京前曾大吐血一次,诊断为肝硬化腹水伴有上消化道出血,来京后曾于友谊医院确诊同上,遂来我院就诊。刻下症见:腹胀胸闷,两胁胀满,睡眠不佳,精神不振,头痛易怒,舌苔稍白,脉象沉滑。查体:外貌消瘦,巩膜皮肤无黄染,蜘蛛痣(-),心肺(-),肝在剑下三指，质中偏硬，腹围 92cm，有明显腹水症，腹壁静脉怒张。实验室检查：Hb120g/L，RBC4.6×10^{12}/L，WBC6.25×10^{9}/L，血沉 40mm/h，PLT192×10^{9}/L。肝功能：谷丙转氨酶 640U/L，麝浊 15U，脑絮（++++），麝絮（++++）。钡剂透视：未见食管静脉曲张。

辨证：气虚血滞，脾不健运，肝肾阴亏。

治法：调补气血，健脾利湿，补益肝肾。

处方：生黄芪 15g，茵陈 15g，焦白术 9g，酒黄芩 9g，杏仁 9g，橘红 9g，赤芍 12g，白芍 12g，香附 9g，木瓜 12g，大腹皮 12g，蒲公英 15g，败酱草 15g，生姜 3g，厚朴 9g，车前子 9g（包煎）。7剂。

1962 年 1 月 17 日二诊：患者服药 7 付后腹胀减轻，右胁痛，精神不振如前。与上方加减 30 剂。

1962 年 2 月 21 日三诊：上方治疗一个月后，患者腹围减为 80cm，腹水症已不明显，移动性浊音消失，精神好转，身倦仍在。患者曾于 1963 年 2 月 8 日在我院检查肝功能谷丙转氨酶 28U/L，AST10U/L，胆红质 0.4mg%，黄疸指数 6，麝浊 17U，脑絮（++++），按上方略加减。

患者服药三个月后肝功复查：转氨酶已正常，麝浊 12U，脑絮（+++），麝絮（++++），白蛋白 / 球蛋白比值 3.8/2.95。服药期间，曾加减党参、白术、山药、红花、何首乌、泽兰、王不留行、当归、牛膝、青皮、陈皮、续断、女贞子、桑寄生、鳖甲等药，共服七十四剂。患者带常服方回原籍继服，前后共治疗 14 个月。

1963 年 4 月 27 日返京复查，告知在原籍病情一直稳定，目前饭后脘腹稍胀，腰背微酸，其他无任何不适。查肝功能：

谷丙转氨酶10U/L，麝浊7U，脑絮（+），麝絮（+），白蛋白/球蛋白比值4.65/2.50，腹水消失，临床症状基本消失，又观察半年，情况稳定。

【按语】本患者采用生黄芪、党参、白术、当归、白芍以补气养血，杏仁、橘红、泽兰、王不留行、牛膝、红花等药以活血化瘀，桑寄生、续断、女贞子、鳖甲滋补肝肾，香附、木瓜、青皮、陈皮以理气开瘀，厚朴、大腹皮宽中消胀，生姜、车前子温水行水，并佐以蒲公英、败酱草以解余毒。按此治疗一个月，腹水基本消失，转氨酶恢复正常。治疗16个月，症状消失，肝功各项皆恢复正常，病势稳定。

从临床看，肝硬化腹水中医辨证有气滞血瘀及气虚血滞两型。气滞血瘀型多见于肝硬化腹水早期，常为第一次出现腹水，伴有黄疸、舌苔黄厚、脉弦滑，对此型患者消除腹水可采用攻下法治疗。采用攻下法不理想时，可用冬瓜皮60g煎水代茶频服，或加鲜西瓜皮120g煎水一次服，利尿亦佳。治疗此病应尽量采用中西药合治，中药侧重于补气健脾以加强疗效。腹水消退后，还必须服用丸药相当长一个时期，以巩固疗效。

五、中毒性肝炎

李某，男，24岁，北京人，学生。1964年6月5日初诊。

主诉：身黄胁痛5月。

现病史：患者于1962年2月患牛皮癣，经某医院住院治疗，服用白血宁、山道年、砷剂等药物两年之久。1964年1月，患者出现口腔糜烂，恶心，头晕，食欲不振，皮肤发黄，两胁刺痛，大便稀，小便黄，当时该院查体发现肝大1.5cm，中等硬度，明显压痛，脾可触及。肝功能：谷丙转氨酶 670U/L，麝浊 12U，胆红质 6.5mg%，黄疸指数 74.4U，酚四溴酞钠实验 60%，血清白蛋白/球蛋白比值 8.74/2.04。肝穿刺为中毒性肝炎。发病原因与患者长期服用上述药物有关，遂用氢化可的松等药物治疗，黄疸半年不退，反见腹水，加用汞撒利和双氢克尿噻等利尿药仍不见好转，半年内曾做 10 余次肝功能检查，均未见改善，故请我院参加会诊。刻下症见：一身面目皆黄，如橘皮色，两胁刺痛，胃脘痞闷似有胀感，泛恶厌油，食欲不振，头晕口苦，皮肤瘙痒、粗糙，夜寐不安，小便赤短，大便不爽，神疲形瘦，面带愁容，舌苔薄白，脉见沉滑。

辨证：肝郁血滞，毒炽热盛，脾失健运。

治法：清热化湿，解毒利尿，活血化瘀，佐以健脾补气。

处方：茵陈 60g，蒲公英 30g，金银花 30g，藿香 15g，黄连 4.5g，当归 12g，香附 9g，郁金 9g，泽兰 9g，生黄芪 15g，焦白术 9g，赤芍 15g，白芍 15g，杏仁 9g，化橘红 9g。9 剂。

6 月 14 日二诊：患者停用西药，单用中药观察。现症见：皮肤发黄渐退，两胁刺痛减轻，恶心已止，食欲稍增，睡眠好转，小便仍黄，大便稍软，舌苔薄白，脉象沉滑。肝大 1cm，脾可触及。肝功能：谷丙转氨酶 608U/L，脑絮（＋），胆红质 3.6mg%，黄疸指数 40U，酚四溴酞钠 40%。继续服上方 14 剂。

6 月 26 日三诊：患者上方连服十余剂，黄疸已退，两胁不痛，腹水已消失，饮食二便如常，肝可触及，脾未摸到。肝功能：谷丙转氨酶 130U/L，麝浊 6U，脑絮（－），胆红质 2.5mg%。病情已有明显好转，减用苦寒药物，加重补气之品，故茵陈改为 30g，金银花改为 15g、蒲公英改为 15g，加生黄芪至 30g，继服 14 剂。

7月14日四诊：患者无明显自觉症状，饮食二便如常，舌无苔，脉象滑。肝脾均未触及。肝功能：谷丙转氨酶138U/L，麝浊6U，胆红质1.35mg%，酚四溴酞钠10%。治以上方加减，调整机体，巩固疗效。

8月4日病人出院复查，肝功能完全恢复正常。

【按语】

本例病人系药物中毒引起的中毒性肝炎。西医认为本病系肝细胞受毒性药物作用引起弥漫性肝细胞坏死，是一种实质性脏器损害的病变，因此一般难以恢复，多数会导致中毒性肝硬化之严重后果。祖国医学对于中毒性疾患的治疗，不但重视解毒、排毒，而更重视扶正祛邪，以达正复邪退之目的，故而本例采用清补兼施之法。方用茵陈、金银花、蒲公英清热解毒；生黄芪、焦白术补气健脾；杏仁、橘红理气和胃，增进饮食，能补后天之本以加强卫外之功；当归、赤芍、白芍补血柔肝；香附、郁金活血化瘀；配之泽兰祛瘀生新；再佐藿香、六一散清热利尿，因势利导，使毒邪从水道排出。诸药合用，达到祛邪正复的目的。

六、婴儿阻塞性黄疸

孙某，男，3个月。1971年11月18日初诊。

主诉：皮肤及巩膜发黄，伴大便灰白色两月余。

现病史：患儿于出生后半个月开始出现皮肤及巩膜黄染。现症见巩膜及一身皮肤皆黄，大便白如牙膏，小便黄，一周以来吐奶，咽（－），心肺（－），腹软。化验：血重氮反应直接迅速，间接阴性，结合胆红素6.6mg%，总胆红质6.82mg%，黄疸指数70U，谷丙转氨酶150U/L，麝浊3U，Hb92g/L，WBC6.2×10⁹/L，中性粒细胞26%，淋巴细胞72%。

诊断：黏液性（不全）阻塞性黄疸。

治法：利胆清热化湿。

处方：金钱草 6g，败酱草 6g，茵陈 9g，滑石 6g，龙胆草 4.5g，青黛 3g，炒栀子 6g，血竭、明矾、熊胆各 0.3g（分三次冲）。12 剂。

1971 年 11 月 30 日二诊：患儿黄疸未再加重，但也未见消退，诸症如前，治疗法则在利胆清热基础上，加用芳化活血。

处方：茵陈 9g，藿香 3g，杏仁 4.5g，橘红 3g，赤芍 6g，郁金 3g，藕节 6g，泽兰 6g，焦白术 3g，车前子 6g（包煎）。12 剂。

治疗中途，患儿曾合并肺炎、咳嗽，故在方中加入锦灯笼 3g、酒黄芩 6g、瓜蒌 3g、土茯苓 6g、大枣 4 枚。

因患儿较小，服药困难，用方断续服用约三十剂。其中于 1972 年 1 月份复查肝功：总胆红质 0.69mg%，黄疸指数 7U。于 1972 年 4 月 17 日复查肝功能：谷丙转氨酶 193U/L，胆红质小于 0.2mg%，黄疸指数 4U。婴儿黄疸已全部消退，大便颜色正常，纳佳，眠安，溲清，但转氨酶尚不正常，大便有时稀，改丸药继续调理。

【按语】对比前后两种治疗法则，有相同之处，即皆以清热利胆化湿为主。但两法也有不同，即后者重活血，以赤芍、郁金、藕节、泽兰等贯彻始终，并用藿香、橘红等芳香化浊之品。查古人治黄，早有"病在血脉"之论述，若不用血分药，则难以收效。且一身皆黄，单用利尿祛湿，则黄祛较慢。若加以芳香化湿，一利一行，则黄祛较速。然后法方剂，一剂约 1.8 元，而前者方剂药费要比此贵几倍。

七、肺痿

刘某，男，36 岁，干部。1973 年 10 月 12 日初诊。

主诉：间断咳痰，咯血 10 余年，加重半年。

现病史：1962 年初，患者因咯血急诊就治某医院，经支气管碘油造影诊断为双侧支气管扩张。1964 年行右肺中叶切除术，术后咯血暂止，间断注射链霉素，口服氯霉素等药，仍咯黄白脓痰。1967 年 7 月，患者又大咯血，经抢救症状缓解，9 月又行左肺下叶分段切除术，后并发脓胸，脓液培养为绿脓杆菌，继用抗生素治疗半年余无效。来院就诊时患者咳嗽痰多，色黄绿味臭，痰中带血或咯血，每日 2—3 次，胸闷气急，纳少呕恶，神疲乏力，夜寐不安，舌质略红，苔薄白、中心微黄，脉细滑而数。体格检查：双肺底呼吸音低，叩诊浊音，T37.4℃，血压 90/60mmHg。血常规：WBC16.4 × 10^9/L，中性粒细胞 75%，淋巴细胞 25%。

辨证：痰热内结，咳久伤肺，气阴不足，虚火内炽。

治法：益气养阴，润肺化痰，佐以清热凉血解毒。

处方：南沙参 30g，太子参 30g，鲜芦根 30g，金银花 20g，川贝母 10g，橘红 10g，杏仁 10g，白茅根 15g，焦栀子 10g，黄连 1.5g，麦冬 12g，半夏 10g，竹茹 10g。24 剂。

11 月 16 日二诊：患者药后咯血未作，仍咳嗽痰多，痰色黄白带血，舌质淡红，苔薄黄，脉弦细滑。痰培养 6 次，均无细菌生长。拟前方加血余炭 12g，藕节 12g，继服 30 剂。

12 月 10 日三诊：患者面色转润，精神渐好，咯血未作，偶咳白色稠痰，时痰中带血丝，舌苔薄黄，脉弦细滑。痰培养无细菌生长。继服前方巩固疗效。

【按语】本病初为风热客肺，邪留不去，熏蒸于肺，热灼津液成痰，痰热阻于肺胃，气逆不降而见咳嗽，热伤血络而咯血，痰热结于上焦，咳久伤肺，肺阴不足，虚火内炽，则成肺痿之证。治宜益气润肺，佐以清热凉血为法。方中沙参辅以太子参、麦冬益气润肺，养阴清热；芦根清热生津，助祛痰排脓；金银花、栀子、黄连等泻火解毒，使火不刑金，肺之清肃有权；芦根、藕节、血余炭凉血止血且不留瘀；配伍杏仁、橘红、川贝母、竹茹、法半夏理气化痰，疗效较为满意。本例患者病程较长，咯血较多，气血俱伤，王氏认为，治血不仅求有形之血，更重要的要求无形之气。因气为血帅，血为气母，气行则血行，只有元气旺，才能生新血，故治气即是治血。上焦之血为心肺所主，补肺气以帅血，故在凉血、止血的同时，加益气、养阴、降气之药，使正气充足，上逆之血恢复正常循环，则咯血自止。戴思恭云："善治痰者，不治痰而治气，气顺则一身之津液亦随气而顺矣。"患者素常痰多，治痰以益气化痰为法，扶正祛邪以达正气内存、邪祛正安的目的。

八、腮腺导管结石并发颌下腺炎

韩某，男，50岁，干部。1974年6月25日初诊。

患者左颌下肿痛一月余，初起曾诊为喉炎、牙髓炎，某医院予青霉素等抗菌消炎药治疗，症状不见减轻，左颌下肿大加剧，疼痛连及舌部，难以进食，音语困难。后经口腔医院诊查，于腮腺导管发现结石 0.4cm×0.5cm，确诊为腮腺导管结石并发颌下腺炎。6月8日行口内手术取石，因结石位置靠后，没能取出结石，继注青霉素两周，颌下腺肿大逐渐消退，但仍疼痛，欲再手术，患者未同意。现患者因舌体和患处肿痛加重而来门诊求治。刻下症见：神情倦怠，表情痛苦，面色苍白，形体略瘦，左颌下肿大，局部触之灼热，言语困难，疼痛难忍，舌质红，苔薄黄，脉弦滑。

辨证：湿热蕴结，气机受阻，不通则痛。

治法：宣通清利，散结排石，理气止痛。

处方：鱼脑石 12g，金钱草 15g，桔梗 10g，板蓝根 15g，路路通 10g，连翘 15g，石菖蒲 10g，瓜蒌 30g，金银花 10g，陈皮 10g，莲子心 3g，郁金 10g。7 剂。

7 月 2 日二诊：患者自述服药 4 剂后疼痛停止，颌下腺肿块消失，但次日又觉原口内切口处肿痛，痛如撕裂，进食加剧。7 月 1 日复经口腔医院检查，原切口处似有异物露头欲出，试用钳夹及，取出一石样异物，大小如黄豆，随即疼痛缓解，X线片证明结石已排出，故停服中药。

【按语】腮腺导管结石为临床少见病例，西医以手术治疗为主，中医病机为热毒蕴结上焦，湿热蕴结，津液受其煎熬，并与导管内杂质相结聚，日积月累淤积而为结石。气血经络受阻，不通则痛。观患者舌苔脉象，湿热为主，疼痛日久乃为气化受阻，经络不通所致。治当以宣通清利，散结排石，理气止痛为法。方以金银花、连翘、板蓝根、莲子心清热解毒；以鱼脑石、金钱草、路路通宣通清利，散结排石；以桔梗引药上行；石菖蒲、郁金、陈皮、瓜蒌理气散结止痛。本例患者肿痛明显，而肿为湿热阻于气血，结聚之甚所起，痛为气血运行之脉络痹阻不通所致，证属实证。治疗关键应着眼于不通，以宣通清利为主，使气血运行，经络疏通，达到药到病除的目的。

九、外伤性眼病

患者，男，成人。1975 年 7 月 3 日初诊。

患者 1974 年初因刀刺伤致左眼失明，继则右眼视力也逐渐减退，曾在北京某医院检查视力：右眼 0.3，左眼 0。现患者因左眼疼痛一周而来诊。刻下症见：左眼疼痛，双目作痒，有异物感，梦惊失眠，脉弦滑，舌苔白。

西医诊断：外伤性眼病。

中医辨证：外破睛珠，内损阴精，兼感风热侵袭。

治法：滋补肝肾，清热明目。

方药：石决明 24g，菟丝子 24g，枸杞子 12g，菊花 10g，炒枣仁 12g，桑椹 24g，石斛 10g，木贼 10g，白蒺藜 12g，首乌藤 24g，夜明砂 12g，墨旱莲 12g，牡丹皮 10g，何首乌 12g，荆芥 10g。10 剂。水煎服，每日 2 次。

1975 年 7 月 14 日二诊：患者服药 10 剂，视力进步，右眼 0.9，左眼疼痛减轻。拟上方易白蒺藜为沙苑子 12g，继服 6 剂。

1975 年 7 月 20 日三诊：患者两眦作痒，视力续进，复查视力右眼 1.0，左眼 0，仍宜原方加减。

处方：珠贝壳 30g，菟丝子 24g，枸杞子 12g，菊花 10g，桑椹 30g，石斛 10g，沙苑子 15g，何首乌 12g，墨旱莲 12g，牡丹皮 10g，夜明砂 12g，荆芥 10g，青葙子 12g，赤芍 10g。10 剂。

【按语】患者左睛刀伤，血溢留瘀，气血凝涩，郁而化热，肝肾精气受损，风热外邪乘虚淫目，故睛痛目痒，视力减退。左右睛珠皆和五脏六腑之精气相通，视神经左右有交叉联系，因而左病可以及右。方中诸药相合，使精气充足，气血调和，脏腑精气得以滋荣目系，疼痛自止，而视力恢复，故本例经治两周余即有明显好转，右眼视力增加，左眼疼痛缓解。

十、视网膜炎

患者，女，35 岁。1975 年 6 月 5 日初诊。

患者 1968 年产后半年余患双侧中心性视网膜炎，反复发作

8个月，曾服维生素 B、维生素 C 及烟酸等药物，病势有增无减，后于在某医院诊断为慢性中心性视网膜炎退行性变而来我院就诊。刻下症见：头昏目眩，眼球干涩，视物模糊，久视更甚，左侧明显，视野有缺损，视力逐渐减退，多梦烦躁，脉象细滑左弦，舌苔白微腻。查视力右眼 0.3，左眼 0.4。

辨证：肝肾阴虚，肝热上扰，精不上承，目系失养。

治法：滋肾养肝，佐以平肝清热。

处方：生石决明 24g，白蒺藜 12g，菟丝子 15g，木贼 10g，牡丹皮 10g，酒赤芍 12g，夜明砂 12g，石斛 12g，何首乌 12g，枸杞子 12g，车前子 10g（包煎），桑椹 10g，菊花 10g。7 剂，水煎服，每日 2 次。

1975 年 6 月 12 日二诊：患者服药后仍双目发胀，干涩略减，左眼视力 0.7，右眼如故，脉弦滑，苔白腻。

处方：珠贝壳 30g，白蒺藜 12g，菟丝子 15g，木贼 10g，牡丹皮 10g，酒赤芍 12g，夜明砂 12g，茺蔚子 12g，桑椹 10g，石斛 12g，龟甲 12g，墨旱莲 12g，枸杞子 12g，生地黄 15g，菊花 10g，荆芥 10g，薏仁 6g。10 剂，水煎服，每日 2 次。

1975 年 6 月 24 日三诊：服上方 10 剂，患者头昏目胀减轻，眼前黑影见薄，视野缺损范围缩小，视力进步，脉弦滑，苔薄白。仍拟上方加谷精草 12g，连服 10 剂。

1975 年 7 月 8 日四诊：患者视野尚有暗淡黑影处，左视野区四点处有缺损，视力检查右眼 1.0，左眼 1.0。后改丸药巩固，未见复发。

【按语】病起于 8 年前，患者正值产后，肝肾阴虚，肝热内生，因外感风邪乘虚淫目，乃渐成诸候。经服上方滋补肝肾、平肝清热之剂，精气得以恢复，虚热轻清宣散，目得荣养，故见显效。

十一、视神经萎缩

患者，男，20 岁。1967 年 5 月 15 日初诊。

1966 年初患者自觉视物模糊，日渐加重，于天津某医院确诊为视神经萎缩，经治数月无效，复经北京某院诊断为原发性视神经萎缩，疗效亦不佳而来我院就诊。症见：头晕耳鸣，目视昏花，时而目干涩无所见，疲乏无力，纳少便溏，脉弦细滑，舌苔白。左右眼视力均为 0.1。

辨证： 青盲重证，乃肝肾不足、脾虚气弱所致。

治法： 滋补肝肾，兼健脾益气，补气养血法。

处方： 生石决明 24g，枸杞子 12g，菟丝子 12g，当归 10g，夜明砂 10g，菊花 10g，白蒺藜 12g，木贼 6g，生黄芪 12g，党参 10g，桔梗 6g，熟地黄 12g，茯苓 12g。7 剂。水煎服，每日 2 次。

1967 年 5 月 25 日二诊：患者病情略有起色，自觉视物稍清，拟前法配制丸药调服。

处方： 夜明砂 15g，生石决明 30g，生黄芪 30g，当归 30g，菟丝子 30g，枸杞子 45g，女贞子 30g，熟地黄 60g，白芍 24g，党参 18g，白蒺藜 30g，龟甲 24g，石斛 30g，桔梗 10g，山药 24g，牡丹皮 18g，菊花 10g。上药共为细末，炼蜜为丸，每丸重 3 钱，每日服 3 次，每次 1 丸。

1967 年 12 月 1 日三诊：经上配方加减半年余，患者病情渐复，复查双眼视力已由 0.1 提高到 1.0，脉弦细滑，舌苔薄白。继以前法调治，上方加制何首乌 30g、墨旱莲 30g 研细末炼蜜为丸，服法同前。

一年后随诊，患者坚持丸药调服，精神体力增加，食欲正常，

大便已调，视物清楚，经某院检查双侧视力保持在1.0，瞩继续
服药巩固。

【按语】本例为青盲重证，患者来诊时诸证已有年余，因久
视不已或疲劳过度，加之肝肾阴亏、气血不足，精血久久不能
上承，目失涵养所致，加之脾虚气弱，气血生化之源贫乏更甚，
视力减退日甚。故以滋阴养血为要旨，以育阴为主，补气养血
为辅，对于视神经萎缩兼有气血亏损者适宜，具有"目得血而
能视"及"精气足而耳目聪明"的功效。

王老不仅在肝病的诊断、治疗方面医术精湛，而且对其他
杂病治疗同样有自己独到的学术见解。王老运用中医辨证思想，
从肝肾入手治疗眼科疾病，亦获得了理想的效果。临证中，王
老认为虽眼疾虚证较多，仍须以清、滋为要，不可妄用人参、
白术温燥生热助火之类，若确属脾虚气弱者亦当少用。王老指
出急性眼病不离风热，慢性眼疾不离肝肾阴虚，治疗务必急性
者以清泄风热为主，慢性者以滋补肝肾为要。治疗无非调节人
身阴阳之所偏，使脏腑气血调和，则气化生生不已，五脏六腑
之精气得以上注滋荣于目，则目慧神聪矣。

医患传书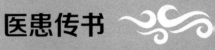

20 世纪 50~80 年代，中国慢性肝炎高发，对于慢性病毒性肝炎既没有很好的预防措施，也缺少高效的治疗手段，王鸿士先生在北京中医院建院之初便投身慢性肝病的临床和科研工作，经过艰苦的努力研制出行之有效的院内制剂肝炎 1 号、肝炎 2 号、肝炎 3 号，分别用于治疗湿热型、气阴两虚型及介于两者之间证型的慢性肝病，总有效率高达 80% 以上，这在当时是一个了不起的成果。王老的这一研究结果在当时的肝病领域引起强烈反响，1981 年工人日报刊登了一篇题为"辨证论治，用当通神"的专访，专门介绍了王老救治肝病患者的事迹。这个好消息随着《工人日报》迅速传到祖国的大江南北，这对于广大的肝病患者就如同黑暗中突然亮起的烛光，给他们带来一线希望。但是在那个交通极其不便，老百姓的生活还十分艰苦的岁月里，外地患者来京治病简直是一个天大的难题。很多身患重症肝病的患者在看到这则消息后，实在不想错过这难能可贵的机会，书信成为他们寄予的唯一希望，就这样一封封来自全国各地的求医信，很快堆满了王老的办公桌。接到这些患者来信，王老充满深切的同情，一方面他感到这些患者迫切需要他的帮助，另一方面没有看到患者本人，处方用药需要更为慎重，于是便有了王老与患者之间一封封的往来函诊，每一个患者的来信问诊都耗费王老的大量心血，但是王老从无怨言，利用业余时间非常认真地根据患者的反馈一次次调整处方，直到患者病情稳定。下面为王老与几位患者的书信往来资料。

一、慢性肝炎

医案1

尊敬的王教授：

您好！向您老人家及全家拜年。

有幸在1981年8月7日的《工人日报》第二版中看到介绍您老人家的"辨证施治，用当通神"的报道，心情十分快慰，我本来当即决定给您老人家写信，一方面表示祝贺，另一方面向您求医，考虑到您老人家工作那么忙，不应该给您老人家添麻烦，几次提笔都未写成。今天是新春佳节，我还是趁闲冒失地给您老人家写了这封信，向您求医。敬请原谅我的冒失吧。

我姓付，男性，现年39岁，身高1米65，体重65kg。20年前入伍时是以甲等体况录取的。父母身体健康，一兄、二姐、三弟的身体也很健康。我小时患过夜盲症。1968年结婚，有二儿一女，爱人身体也是健康的。

1971年夏，我偶然感觉体乏求医，医生诊断为钩虫病，打虫后多次复查大便孵化检查，均为阴性，但体乏症状一直未消失，后医生诊断为慢性肝炎，至今有11年了。

从体格外表看，别人都认为我的身体是健壮的，但我自己则感觉我的身体是外强中干。11年来，我多方求医，长期治疗，总是不能痊愈。历年来都要进行多次检查、化验。结果是：心、肺都是正常，肝脾正常，偶然有肝大0.5~1cm，血液检查肝功能，转氨酶也基本上在正常范围内，偶然有转氨酶偏高现象，但澳抗多次检查均为阳性（医师说是乙型肝炎）。超声波检查结论为肝区炎症波形、肝区见较密微小波、波活跃、较密集微波等。11 年来未住过医院，也未长期病休过，一直能坚持工作。目前的主要症状是：体之虚弱，经常有周期性的肝区隐痛，不能搞重体力劳动，有轻度神经衰弱（表现为入睡时较容易，但下半夜三四点钟睡醒后再不能入睡，精神兴奋），苦凉怕热，夏天总是汗流浃背，冬天穿衣正常的情况下稍一活动或走路稍快就出现汗流，如果不经心，一脱衣就会在 2~3 分钟内发生感冒，喷嚏不断。食欲一直较好，不厌油腻，反之受不住饥饿，隔天不吃肉就心慌。还有一个反常现象我一直未向医生诉说过，从 1972 年起性功能明显下降，性欲不旺，性生活时阴茎不易勃起，即使勃起也是举而不坚，坚而不久，常常早泄（在 1 分钟内）。因考虑到是肝病所致，未在此下功夫治疗。多年来治疗以中药为主，西药为辅。由于效果不佳，近两年来有些丧失信心，听之任之。自从看到了介绍您老人家"辨证施治"的报道后，得知您老人家在治疗肝炎方面有特别丰富的经验，增强了我求医的信心，我想我还年轻，还能多为国家做点贡献。根据目前的体质和病情，只要治疗得当，身体还是可以恢复健康的，因此这么冒失地给您老人家来信求医。恳求您老人家在百忙之中给予指教，并希望根据上述病症给予处方，我愿服药一试。我一定要发奋努力地加倍工作，以实际行动报答您老人家对我的关怀和爱护之情。

　　不当之处，敬请指教。

　　此致

衷心的感谢！

患者付某

1982 年 1 月 26 日

现病史：慢性肝炎，有时谷丙转氨酶（GPT）偏高，澳抗为阳性，其他正常。现肝区时疼，疲倦，眠早醒，易汗出，阳痿早泄，食佳。

处方：茵陈 15g，金钱草 12g，重楼 10g，蒲公英 20g，连翘 10g，女贞子 20g，菟丝子 20g，山药 15g，黄精 10g，五味子 10g，枸杞子 10g，生黄芪 20g，败酱草 20g，板蓝根 12g，牡丹皮 10g。10~30 剂。

王鸿士

1982 年 2 月 7 日

【思路解析】本案患者患有慢性肝病多年，肝功能时常波动，目前以疲倦乏力、肝区时痛、多汗、阳痿早泄为主要表现，为湿热疫毒之邪入侵，湿热内蕴，脾胃虚弱，病程日久，湿热之邪耗伤肝肾之阴，以致肝体失养，肝肾阴虚。病情以虚实夹杂，正虚邪恋，疫毒胶结，病情迁延难愈为特点。治疗以利湿解毒、健脾益气、滋补肝肾为法。方中茵陈、金钱草、重楼、蒲公英、连翘、败酱草、板蓝根清热解毒利湿，以除内蕴之湿热；生黄芪、山药健脾益气除湿，固护中州脾胃之本；女贞子、菟丝子、黄精、枸杞子补益肝肾，滋水涵木。诸药合用以达扶正祛邪、清补兼施之目的，祛邪不伤正，扶正不留邪。

医案2

王鸿士教授：

您好。在我们全家为我那7岁半的儿子患乙型肝炎长期多方治疗无效而着急的情况下，看到8月7日《工人日报》刊登的您"辨证施治，用当通神"的文章，我们全家满怀信心，故在百忙中打扰您，望您救救我的孩子。

我在三线军工系统工作，求医较难，但还是在孩子患病的1年零7个月中花费了不少时间和精力。在患病8个月治疗无效的情况下，我们于1980年8月将孩子送到武汉市第一人民医院住院治疗，住院期间完全使用"贯众""茵陈"两种针剂，历经5个疗程135天的治疗，检查结果由HBSAg（＋）转为HBSAg（－），GPT由720U/L下降到160U/L。出院后继续服用"肝炎2号""薑茵茶"，但目前孩子的GPT又上升至341U/L，按医生处理，换服"肝泰乐"，注射肌苷，现在孩子除大便1天1次外，其他均与南京中医学院附属医院病历所述相同。

今随信寄1981年8月21日，化验报告单和病历各一张。望请您诊治为盼。

敬爱的王鸿士教授，我们在深山老林的三线工厂衷心地祝您长寿。

此致

敬礼

袁某，刘某

1981年9月10日

现病史：肝炎，GPT341U/L。

处方：茵陈15g，金钱草10g，败酱草15g，小蓟15g，板

蓝根 10g，炒栀子 6g，牡丹皮 6g，青皮 6g，陈皮 6g，大黄炭
3g，重楼 10g，炒川楝子 10g，白豆蔻 3g。2~30 剂。

王鸿士

1981 年 9 月 15 日

【思路解析】本案患儿虽患肝病多年，但目前症状以转氨酶
升高为主，其病机以湿热内蕴为主。"湿得热而益深，热因湿而
愈炽"，湿热之邪如油裹面，缠绵难愈，王老仍按急性肝炎治疗，
用茵陈蒿汤加减，茵陈蒿、金钱草、败酱草、重楼、板蓝根清
热利湿退黄，合栀子清三焦之火，配合大黄通里泄热，诸药苦
寒泄降下行，清泄郁热，通利湿邪，使邪有出路，湿热之邪从
下而降，则湿可除，热亦解。小蓟、牡丹皮清热凉血，使血不
妄行；青皮、陈皮、炒川楝子疏肝理气，亦有木郁达之之意；
稍佐白豆蔻以芳香化湿，防止苦寒损伤脾胃，以防止腹胀、腹痛、
腹泻等症状的发生。本案取法于急性肝炎的治则，以清热解毒
利湿之法急则治其标。

医案 3

尊敬的王鸿士教授：

您好，首先向您问安。

我从 1981 年 8 月 7 日《工人日报》二版看到一篇题为"辨证施治，
用当通神"的文章，介绍了您治疗肝炎的宝贵经验，当时很想给
您写信求医，又恐打扰，几欲提笔又止。今实无奈，只好去信求
您将我从病魔中解救出来。下面将我的病史及现状向您汇报。

本人现年 33 岁，男，在铁路局工作。于 1980 年 4 月，因
某事一时着急上火，加之生气，初时觉得恶心，欲吐又吐不出，

手脚心发热,身上无力,怀疑肝病,经化验肝功能结果是 TTT(麝香草酚浊度试验)8U、TFT(麝香草酚絮状试验)24 小时(++)、GPT 340U/L,医生诊断为甲型急性病毒性肝炎,住院疗养半年后基本恢复正常。这段时间我主要用的药是:静脉注射葡萄糖加肌苷,口服肝乐、辅酶 A、垂盆草冲剂。

但万万没有想到我的爱人不能体贴我的身体,由于达不到她的某些要求,她狠心地把 2 岁的孩子扔给我另求新欢了。由于经常生气,去年里我初愈的病体又遭摧残。我们离婚后,我的心情总算落了地,今后有治病的条件了。

我认为自己还年轻,正是为党为人民出力的时候,所以自 1980 年年底疗养回来后一直坚持工作。但目前身体不能做主,有时感到全身乏力,手脚心发热。肝区从初病至今很少痛过,肝也不大,近日化验肝功能结果 TTT7U、TFT24 小时(+)、GPT 360U/L。从 3 年病史来看,转氨酶经常高,仅疗养时才降下来,其他项目大都接近正常。原因也是明显的,就是爱人不体贴,老打架生气所致。

敬爱的王教授,我现在又要上班,又要照看小孩,幸而我的老人还能暂时帮我一下。我的困境您老人家也是能想象到的。恳请您能在百忙中考虑下我的病情,该如何用药,我热切地盼望用了您的药或药方,早日恢复健康。

向您保证,我将用实际行动,投身四化,来报答您老人家的恩德,热切盼望您的回音。

祝您健康长寿!

患者孙某

1983 年 3 月 10 日

现病史：1980 年患肝炎至今未愈，近查 GPT360U/L、麝浊7U、麝絮 24 小时（＋），现全身乏力，手足心热。

处方：茵陈 20g，败酱草 25g，蒲公英 20g，青皮 10g，陈皮 10g，板蓝根 15g，炒栀子 10g，寒水石 6g，小蓟 15g，牡丹皮 10g，醋柴胡 10g，南沙参 15g，白芍 12g，大黄炭 4g，白茅根 15g。10~20 剂。

王鸿士
1983 年 3 月 23 日

【思路解析】本案患者患肝炎 3 年未愈，近期肝功能波动，全身乏力，手足心热，当为慢性肝炎急性发作。患者湿热疫毒之邪蛰伏体内，留恋不去，邪从热化而弥漫三焦，阻滞气机，耗气伤阴，急则治其标，以清热祛湿、凉血解毒治标为先，兼以养阴疏肝、调养正气为辅。方用茵陈、败酱草、蒲公英、板蓝根、寒水石，清热利湿、泻火解毒，驱久滞之湿热邪气；炒栀子清三焦之浮火；小蓟、牡丹皮、白茅根清热凉血解毒；大黄炭通里泄热解毒；醋柴胡、青皮、陈皮疏肝理气、调理肝脾；南沙参、白芍滋阴生津、清热凉血、养血柔肝，以防湿热之邪蕴久伤阴，为固护正气而设。本案为标本兼治之法，但以祛邪治标为主，养正治本为辅。

医案 4

王教授同志：

你好。我姓白，男，45 岁。我在 1981 年 8 月 7 日《工人日报》上看到刊登一篇"辨证施治，用当神通"的报道，当时我感到我患了两年之久的肝病有救了。经过几次住院，多方治疗，我的肝病仍未见好转，使我还在痛苦之中，今日我怀着万分感激的心情，写信向你求救。恳切希望你能够给予治疗。现把病情介绍如下。

我的病从发现到现在已有两年3个月了，经住院定为慢性活动性肝炎。最近检查结果：黄疸指数14U（两年来黄疸指数总是在8~20U之间上上下下波动，从未正常过），麝香草酚浊度7U，GPT16U/L，总蛋白74g/L，白蛋白42g/L，球蛋白32g/L（蛋白两年多来也从未正常过）。尿黄，舌苔白腻，口干、黏，大便基本正常。两眼圈发黑，头晕目眩，面色发暗。两足跟站立行走感到痛。肢体沉重，腰部经常疼痛。睡眠不好，有时一夜只能睡眠2~3小时。心内烦躁，两手心发热。

麻烦王教授能从百忙工作中给予开方治疗，本人万分感激。

两年多我见到很多肝炎患者，其症状都不一样，但我觉得我的肝炎比别的肝炎病都特殊，其中黄疸总治不下去就是一个特殊的表现，根据我介绍的病情，也希望王教授能够分析一下我是哪一类型。

此致

敬礼

白某

1982 年 2 月 25 日

现病史：慢性肝炎 2 年多，近查 GPT16U/L，麝浊 7U，白蛋白 / 球蛋白比值 4.2/3.2，黄疸指数 14U（从未正常）。现头晕目眩，面色发暗，腰痛，足跟痛，眠欠佳，心烦，口干黏，手心热，尿黄，苔白腻。

处方：茵陈 40g，炒栀子 10g，炒黄柏 10g，茯苓 15g，熟大黄 4g，女贞子 25g，黄精 10g，车前子 12g（包煎），桂枝 3g，菟丝子 20g，枸杞子 10g，干姜 3g，沙参 15g，滑石块 12g，通草 3g。10~20 剂。

嘱：注意休息，勿过劳多思，忌房事。否则有早期肝硬化之忧。

王鸿士
1982 年 3 月 22 日

【思路解析】本案患者患慢性活动性肝炎 2 年零 3 个月余，仍小便黄、舌苔白腻、口干黏，为湿热疫毒之邪未清，蕴结于中焦，脾湿不流，郁热所致。湿热之邪最易耗伤肝肾阴液，导致肝肾阴津不足，故患者出现头晕目眩、手心发热、面色发暗、眼圈发黑、足跟疼痛等症状。心阴失养则心神不宁、失眠多梦。本病病机在于湿热瘀滞、肝肾阴伤，故治疗首先清火邪、利小便，以清热利湿、滋养肝肾为法。方中茵陈配栀子、滑石、通草使湿热从小便而出；茵陈配熟大黄使瘀热从大便而解；车前子、茯苓以健脾除湿；女贞子、黄精、枸杞子、北沙参、菟丝子滋养肝肾；炒黄柏清热、燥湿，清泄肾中浮火。慢性肝病缠绵难愈多因湿邪为患，湿为阴邪，非阳气无以温化，然用温阳之品又恐助热，故王老在大剂清热除湿之品中，加用少量桂枝、干姜以助湿邪之温化，防苦寒之品过用而伤阳。

医案 5

尊敬的王教授：

1 年前我在报纸上看到了您关于治疗肝炎三种类型的三种方法即 1~3 号，那时我也得了肝炎病，思想压力很大，我想给您去封信治疗我的病，可惜的是当时因种种原因未能与您联系上。今天我想给您去信把我的病情给您介绍一下，能否给个药方或药？至于邮费、药费等由我负担，以后我必重谢。

我是 1976 年患肝炎病的，那时治疗一年多病情基本清除。现在又犯了，这次我失望了，对治疗好我的病失去了信心，只有求您这一线之路了。求您无论如何给我治病！救救我，给我第二次生命吧！

我现在的病情是这样的：腹胀，两胁胀，脸黄，眼睛黄，吃饭后胃胀满，四肢无力，尿色黄，大便干，有时腰酸无力，基本情况就这些。最近化验情况是：超声检查偶见小波，血红蛋白 135g/L，白细胞计数 9.15×10^9/L，淋巴细胞 32%，尿胆原 1:20（－），胆红素（－），尿胆素（－）。化验肝功能：黄疸指数 7U，麝香草酚浊度试验 11U，GPT120U/L。

现在我用的药有板蓝根注射液、肌苷注射液、护肝片、食母生、肝荣片，治疗 1 月有余未感好转，所以我很失望。我盼望王教授能给我生活的希望！我现在苦恼得很，我这里缺医少药，医疗条件较差。我盼望有一位老中医治疗，可是这里也没有，所以我求您给我治疗，不知行否？我希望您能答应我的要求。盼望您的佳音。

谢谢王教授。

赵某

1984 年 12 月 1 日

现病史：1976 年患肝炎，经治已愈，近又复发。近查 GPT 120U/L，麝浊 11U，黄疸指数 7U。现腹胀，两胁胀满，食后脘胀，腰酸腿软，溲黄便干。

处方：茵陈 15g，厚朴 10g，砂仁 5g，青皮 10g，陈皮 10g，牡丹皮 10g，香附 10g，茯苓 20g，大腹皮 12g，槟榔 12g，木香 6g，大黄炭 6g，木瓜 10g，车前子 12g（包煎），薏苡仁 25g。10~20 剂。

王鸿士

1984 年 12 月 9 日

【思路解析】本案患者患慢性肝病近 8 年，平素情绪紧张，肝气不舒，现主要表现为胃脘、两胁胀、面黄、目黄、小便黄、腰酸乏力、四肢无力，此为情志不遂，气机阻滞，湿热蕴于脾胃。"脾色必黄，瘀热以行"，故见面色、眼睛、小便黄。湿热困脾，中焦气机不畅，脾胃升降失常而发为胃脘、两胁胀。《脾胃论》曰："人以胃气为本，胃虚则脏腑经络皆无所受气而俱病。"因此中焦脾胃不足，湿热困脾，脾胃气机不畅是本病腹胀、黄疸的根本原因，治疗当以健脾祛湿退黄、疏肝行气消胀为法。然湿为阴邪，重着黏滞，滞留体内，胶着难化；热处湿中，湿热混杂，缠绵难愈，只清热则湿不退，只祛湿则热愈炽，正如叶天士所言："热自湿中而出，当以治湿为本，湿不去则热不除也。"故此时当分解湿热，且以化湿为主，清热为辅，使湿去热除。方中茯苓、车前子、薏苡仁健脾利湿，固护脾胃；茵陈、大黄炭清热解毒利湿，使湿热从大便而去；厚朴、青皮、陈皮、香附、大腹皮、槟榔、木香调畅中焦脾胃气机，使气行湿化；木瓜化湿和胃；牡丹皮清热凉血，行血中瘀滞。此方为王老治疗湿热中阻型黄疸的基本方。

医案6

尊敬的王教授：

您好！

我是一位肝炎病患者，喜读 8 月 7 日《工人日报》题为"辨证施治，用当神通"的专访报道，为王教授有精深高明的医术和忘我地为人民服务的精神所感动，也为自己肝病有治好的希望而高兴。高兴之后又发起愁来，打算来北京到贵院就医，既顾虑贵院会不会接受我这一般的患者，又怕无缘见到教授。无奈肝炎病缠身 1 年多，只好先书面向王教授谈一下我的病情，并向王教授求教，是否可以到贵院就医，或是书面指教我如何向贵院购买肝炎针剂（或其他治肝炎药），还需要了解我哪些病情。请王教授在百忙中给予答复。

本人男，39 岁，以前身体健康，无其他病史，是搞技术工作的。于 1980 年 6 月下旬开始感觉头晕，胃感到不舒服，食欲减退。当时没有按肝炎病治疗，病情逐渐加重。7 月 15 日开始恶心、呕吐、难于进食、头晕好睡、小便赤黄。7 月 21 日确诊为急性黄疸型肝炎，住院治疗，治疗一个阶段后病情逐渐好转。9 月中旬化验肝功能正常，于 10 月 10 日出院，又休息两个月至 12 月 15 日上班。但是从肝功能逐渐恢复正常时起，我发现我的面部不正常的胖，感到腹部剑突右下方肋缘处胀痛，饭后或坐时间长的时候更为明显，直到现在仍有此感觉。今年 2 月下旬又感到头晕，右胸有疼痛感，食欲不佳，3 月 9 日化验肝功能，GPT625U/L，其他项目都正常。3 月 13 日又住院，住院后症状逐渐加重，从 4 月初开始恶心、呕吐，每天早晨、上午轻，下午晚上重，不想吃饭喝水，至 5 月中旬以后恶心、呕吐症状逐渐消失，胃口一直不太好。恶心、呕吐重的时候头晕得厉害些。患肝病期间，我经常感到眼球胀痛、发干，今年肝炎复发后右眼巩膜下充血三次，每次都比较重（最近几年每年春来夏初都要充血一次），现在巩膜内仍有黄色斑块。患肝病期间嗅觉特别灵，现在基本正常。最近化验肝功能情况：GPT 460U/L，CCFT（脑磷脂胆固醇絮状试验）（+++），TTT（麝香草酚浊度试验）12.4U，ALP（碱性磷酸酶）12U/L，白蛋白 36g/L，球蛋白 26g/L，甲胎球蛋白（-）。GPT 一直没降下来。根据病情，我适合用几日：肝炎针剂或其他什么药物？渴望早日收到您的复信。

　　此致
敬礼

患者王某
1981 年 9 月 17 日

　　处方：茵陈 20g，金钱草 12g，败酱草 25g，蒲公英 20g，牡丹皮 10g，炒栀子 10g，板蓝根 12g，青皮 10g，陈皮 10g，小蓟 20g，寒水石 6g，女贞子 25g，枸杞子 10g，重楼 10g，焦山楂 10g，焦神曲 10g，焦麦芽 10g。10~30 剂。

　　嘱：此方可试服，有效可服到 30 剂再查肝功能。

王鸿士
1981 年 10 月 8 日

　　【思路解析】本案患者为一青年男性，平素体质较为强壮，患肝病 1 年余，以持续肝功能波动、小便及面目发黄、胃脘不适、恶心、时有呕吐为主要表现，治疗当用急性黄疸型肝炎的治疗方法，以急则祛邪治标为主、滋养肝肾为辅的治疗法则。方中茵陈、金钱草、败酱草、蒲公英、板蓝根、寒水石、炒栀子、重楼清热解毒祛湿，祛邪外出，为黄疸正治之法；牡丹皮、小蓟清热凉血，祛血中之瘀滞；焦山楂、焦神曲、焦麦芽健脾消食，为固护中州脾胃而设；湿热内阻，气机阻滞，故用青皮、陈皮疏肝理气，行中焦之郁滞；湿热日久，耗伤肝肾之阴，故用女贞子、枸杞子养肝肾之阴，防清热利湿之品损耗阴津。本方为标本兼治之法，但以清热祛湿治标为主。

医案7

王医生：

您好。我在《体育报》上看到您为振兴中医基金义诊的消息，始知您是著名肝病及内科疑难病症专家，是我一直要寻找的救命菩萨。我虽病多年，但一工作就顾不上许多了，甚至连报也很少看（我家只有甘肃日报，消息不灵通）。同志们提议我好好治疗，院领导同意我到任何地方去治疗、住院，为此我才遍访名医，认准了您。请您在百忙中伸出救死扶伤之手，拯救我。

原来我体健，神爽，好动，从无疲倦之感，1966年生第一胎时，因羊水呛肺，无人护理，小儿夭折，为此生气，常感肝区不适，化验GPT 200U/L左右，其余均正常。人生哪有一帆风顺，后稍不如意肝区便不适（中医认为是肝郁），当时年轻好胜，况素质极好，处处不甘示弱。1977年又因人流未做干净大出血一次，出血未止即去哈尔滨开会，未得到及时治疗和休息，从此不知何时开始，唾液渐少，舌苔光，继而舌裂，咽干，起初有时也吃几剂药，但没当一回事，后来吞咽困难，才发现一点唾液也没有了。1980年3月末又发现小便如浓茶色，经化验诊为急性黄疸型肝炎，收住医院。1981年3月30日又以同病住进兰州陆军总院。第一次住院3个多月，第二次住院4个多月，均按黄疸肝炎治疗，可是毫无结果。几年来黄染不退，肝脏功能大不如前，周身乏力，皮肤眼睛黄染，小便浓茶色，皮肤逐渐干燥，色由红润变成了黑黄，口中无唾液，舌尖如喷火，干裂难忍，喝点水咽又撕痛，甚至引出很多唾液。我是一个土木结构工程师，离不开图纸，但看图时间一长，眼睛灼痛难睁，平时想哭也哭不出一滴泪来，只感到眼中冒火。

我在几次住院中输液（如 ATP、辅酶 A、丹参注射液等）、打针，中西医保肝治疗，黄疸反而上升，这里医院认为西药没用，看来只能找有经验的老中医治疗了。我去年吃中药也近一年，看来仍无效。

1981 年出院后，我曾去北京医院做了 CT 检查，医生认为有肝硬化可能，但当时兰州陆军总院认为我超声波稀疏，肝质软，不像肝硬化。在贵院也曾在门诊看过中医吃了几付中药（我家在天津远郊很不方便），认为是神经官能症的一种。1980 年至今住了几次院，吃了无数药，但至今也不知是什么毛病，内脏除肝外还没查出什么毛病，但人已面目皆非，似乎自己也认不出自己了。几次住院检查数据、结论均在，只怕您时间宝贵无暇顾及，在此就不赘述了。

口燥咽干者近闻越来越多，但兼有黄疸者还实为少见，我既然知您是肝病及内科疑难病专家，势必对我这怪病会感兴趣，我更是求医若渴，为此恳求您收下我这个患者，住院治疗，要办什么手续也请顺告，谢谢您，再次恳求您！

此致

敬礼

崔某

1985 年 3 月 22 日

现病史：1977 年人流后大出血，继而唾液减少，苔光开裂，咽干，吞咽困难。1980 年又发现黄疸，住院多次，黄疸未退，皮肤逐渐成黑黄色，唾液无，舌尖红，喷火干裂难忍，饮水则咽痛，阅久两目灼痛。

处方：玄参 20g，天花粉 30g，茵陈 20g，炒栀子 10g，麦冬 15g，沙参 20g，生地黄 20g，车前子 12g（包煎），白芍 12g，竹叶 10g，连翘 10g，五味子 10g，女贞子 20g，枸杞子 10g。10~20 剂。

王鸿士

1985 年 4 月 10 日

【思路解析】本案患者在发病前有较长时间的情志刺激，唾液渐少、舌苔光，继而舌裂、咽干，进而唾液全无、吞咽困难，渐至周身乏力、皮肤眼睛黄染、小便浓茶色、皮肤逐渐干燥、舌尖如喷火、干裂难忍。纵观本案患者发病过程和临床表现，与现代医学的自身免疫性肝病类似，基于当时的医疗条件，也很难做出明确的诊断。其病机在于阴津亏耗，阴中之浮火上炎，导致咽干舌燥，舌干裂而无津，产生一派燥象。脾胃之阴津不足，胃中之虚火逼迫脾之本色外现于肌肤眼目，流于小便，故致皮肤、面目、小便发黄。正如《证治准绳·杂病》所言："阴中伏火，日渐煎熬，血液衰耗，使燥热转为诸病，在外则皮肤皴裂，在上则咽鼻生干，在中则水液虚少而烦渴，在下则肠胃枯涸，津不润而便难。"故治疗当以养阴生津、润燥清热为法。方中重用玄参，养阴生津，启肾水以滋肠胃之燥；麦门冬养阴润肺，益胃生津，清心除烦，亦系能补能润能通之品，引肺气清肃下行，通调水道以归膀胱；生地黄、天花粉清热凉血，养阴生津，补肾水真阴；女贞子、枸杞子养肝肾之阴；白芍、五味子滋肾，生津，敛阴；茵陈、炒栀子、连翘、竹叶、车前子清上炎之浮火。本案患者虽黄疸较重，但其本为真阴大亏，虚火上炎，治当以养阴生津为主，而慎用利湿耗伤阴津之品。

医案8

王鸿士教授：

您好，您身体健康吗？工作忙吗？

我姓李，男，现年27岁，在校任教。我对于您来说是陌生不过的人，但您对我却不那么陌生。因为您的感人的先进事迹在《工人日报》上载过，而且我附近有位肝炎病患者，曾向您来信求过良方。您在百忙之中为这位普通的农民寄来的药方，使这位肝炎病患者痊愈了。您的贵名、您的事迹，连同这件感人肺腑的事情在我们这里广泛地传播着。

王教授，我是位黄疸肝炎病患者，在当地久治不愈，也想麻烦您一下，为我开些良方，现在将我的病情向您叙述如下。

我共患过两次黄疸肝炎病。去年6月一次，经过1个月的诊治，痊愈了。今年9月又犯，在多地久治，但效果不佳。吃上七八付药，全身变黄了，再吃上七八付药，黄还是退不了，甚或有时更黄，有时退些，但退的相当慢，几乎感觉不出来。

这次的病情总的来说比上次重。上次能吃，照常工作，这次简直没有一点力气工作。起初口苦无味，不思饮食，早上多半碗稀饭，中午多半碗汤面，不想吃蒸馍，心里恶心想吐，吃心里恶心，不吃也恶心，但从没吐过，舌苔白厚。消化相当差，心烦意乱，精神疲惫，但尿没黄，身没黄，这样持续了一星期多。

在当地诊治，吃了8付药，吃得明显增多了，1天约吃1

斤，但喜吃烤的黄干的馍，厌恶蒸馍，因为吃蒸馍口腻，吃不下去。精神也较前好转，但不好的地方是全身逐渐变黄了，眼珠子更黄，小便黄里有白，宛如浓茶水，心里也难受，腹胀不舒，这时我到当地医院做了这次肝功能的第一次化验。化验结果是：黄疸指数24U；碘试验（+++）；高品氏试验（+++）；锋法度20U；麝香草酚浊度试验18U；GPT 450U/L（检验日期1981年9月19日）。后来诊治大夫主要用退黄的药，还用的葡萄糖、板蓝根及0.1mgB12注射液。吃了7付中药，前4付吃完更觉身不舒，病情加重，眼睑越发的黄，小便次数不多，色如故，吃完另3剂药后，渐觉轻松，但退黄甚微，尿色变化不大。治疗到现在，病情是这样的：口苦无味，晚上咽干，不思饮食，但一天多少能吃六七两，还是不想吃蒸馍，舌苔又渐渐变得白厚，消化也渐差，心口发恶心，腹胀，小便多呈茶水色。全身呈黄色，精神疲惫，四肢无力，性情变得粗暴，常和家人为些小事吵嚷。

王教授，详细病情就是上面所说的，您就在百忙之中抽出点时间，为我这位远方的患者开些良方吧，向我寄来。

王教授，在饮食方面应注意些什么，以后如何保重身体，您也嘱咐我几句吧。

李某

1981年9月27日

处方：茵陈40g，炒栀子10g，茯苓15g，牡丹皮10g，酒大黄4g，炒黄柏10g，猪苓12g，柴胡3g，砂仁4g，天花粉15g，陈皮10g，大腹皮12g，槟榔12g，金钱草12g，车前子12g（包煎）。10~20剂。

嘱：此方可试服10~20剂，有效可多服。要注意饮食忌食，少吃辛辣食物及不好消化食品，适当多吃些高蛋白低脂饮食。

王鸿士

1981 年 10 月 12 日

【思路解析】本案患者为一年轻男性，曾有黄疸性肝炎病史，本次急性起病，以全身皮肤黄染、眼睑、小便黄为主要表现，小便不利，口苦无味，不思饮食，舌苔白厚，当属中医"阳黄"的范畴，此为湿热内郁不得外散，小便不利致水湿不能下行，湿热交蒸，热不得外越，湿不得下泄，湿邪与瘀热郁蒸，外溢于肌肤所致。正如《景岳全书》所言："阳黄脾湿不流，郁热所致，必须清火邪，利小水，火清则溺自清，溺清则黄自退。"治宜通利大小便、清热利湿退黄。方中重用茵陈，茵陈味苦微寒，有清热利湿退黄之功，为治黄疸之第一要药。本药始载于《神农本草经》，列为上品，主风湿寒热、邪气、热结黄疸。《名医别录》言其："微寒，无毒。通身发黄，小便不利，除头热，去伏瘕。"《本草述钩元》谓其："发陈致新，与他味之逐湿热者殊，而渗利为功者，尤难相匹。黄证湿气胜，则如熏黄而晦；热气胜，则如橘黄而明。湿固蒸热，热亦聚湿，皆从中土之湿毒以为本，所以茵陈皆宜。"故王老治黄疸不论阴黄、阳黄，属寒、属热，茵陈为必用之药。酒大黄味苦寒，不仅能泄下邪热，又能清泻血分之瘀积。《医学衷中参西录》载："大黄，味苦、气香、性凉，能入血分，破一切瘀血，为其气香，故兼入气分，少用之亦能调气，治气郁作疼。其力沉而不浮，以攻决为用，下一切癥瘕积聚，能开心下热痰以愈疯狂，降肠胃热实以通燥结，其香窜透窍之力，又兼利小便。"故王老常选用茵陈、大黄合用，气血同治，既清利肝胆湿热从小便而去，又取大黄活血祛瘀作用，使瘀热从大便而去，达祛血中之湿邪瘀热以退黄之目的。治湿必利小便，使湿热之邪从小便而出，故用茯苓、车前子、猪苓利湿退黄；炒黄柏、牡丹皮、炒栀子、金钱草清热凉血解毒退黄，兼清三焦浮逆之火；柴胡、砂仁、陈皮疏肝理气，理气则湿热之邪易除；大腹皮、槟榔走胃、肠、脾，降气除湿，泄肺通大肠，消痞除满，和中去湿，与酒大黄同用，使湿热之邪从大便而出；湿热之邪最易耗伤阴津，故加用天花粉养阴生津。本方为王老治疗阳黄之代表方。

医案 9

王医生：

我是浙江省人，男，今年 26 岁，今年 6 月 8 日在县人民医院肝功能血化验结果：黄疸指数 30U，凡登白试验直接（＋）、间接（＋），硫酸锌浊度试验 25U，GPT＞200U/L，诊断为急性黄疸肝炎，我找了当地中医师服中药，打板蓝根等退黄针，然后又打肌苷针约 40 支，服西药磷酸酯片两瓶（每瓶 100 片）。9 月 1 日肝功能血化验结果：黄疸指数 5U，硫酸锌浊度试验 16U，GPT 试验低于 40U，总蛋白 71g/L，白蛋白 36g/L，球蛋白 35g/L，白蛋白／球蛋白比值 1.03：1。王医生，从发病到现在我一直服中药，中间没断过，现在又服乌鸡白凤丸、益肝灵片。我现在身体是这样的：小腿酸重，饭后腹胀（在胃一边胀），整个肝部不适，在胃的上沿刺痛，饭只可以吃少量，整个肚子里面打"乱仗"，人觉得一点没有力气，黄色小便，灰黑色大便，大便每天一次。

王医生，我看了《北京市老中医经验选编》，知道您对治疗这方面的疾病有比较丰富的经验，为此来信恳切要求您给我来

一个药方，您可能现在工作忙吧？但是为了早日解除我身体上
的病痛，还是要求您老人家给诊断一下，开一药方。患这样的
病不但痛苦，还影响我工作的开展。最后要求王医生在百忙中
回一信。

　　特此来信

　　　此致

敬礼

李某

1984 年 9 月 11 日

　　处方：生黄芪 15g，茯苓 15g，女贞子 25g，党参 10g，焦
白术 10g，木瓜 12g，紫河车 12g，大腹皮 12g，槟榔 12g，厚朴
10g，炒鸡内金 10g，薏苡仁 25g，焦山楂 10g，焦神曲 10g，焦
麦芽 10g，砂仁 5g，青皮 10g，陈皮 10g。10~20 剂。

王鸿士

1984 年 9 月 23 日

　　【思路解析】本案患者患急性黄疸型肝炎 3 个月，经治疗后
黄疸和肝功能基本正常，现在主要表现为饭后腹胀、小腿酸重、
纳食较少、乏力。患者感受湿热之邪，病情缠绵日久，使脾胃
受伤，故而腹胀乏力。脾主运化，为气血生化之源、后天之本；
肾藏精，主一身之元阳，为先天之本。在慢性肝病恢复期多为
脾肾阴阳俱不足，清·程文囿在《医述·虚劳》中言"肾气虚者，
脾气必弱，脾气弱者，肾气必虚"，故王老治疗本案以健脾益气、
顾护脾胃为首要法则，兼以补肾气、益精髓，稍佐疏肝行气之品。
方中生黄芪、党参、焦白术、茯苓健脾益气，以养后天脾胃之

本；木瓜、薏苡仁祛湿化浊；砂仁、焦山楂、焦神曲、焦麦芽、炒鸡内金醒脾和胃、消食化积；女贞子、紫河车补肾气益精髓；大腹皮、槟榔、厚朴、青皮、陈皮疏肝理气、行气消胀。本方健脾益气、补肾填精，先后天同调，是治疗慢性肝炎恢复期的常用方。

医案 10

敬爱的王大夫：

您好！祝您身体健康，工作顺利，一切均好，您于我的来信及药方收到，我吃了 14 付，效果我感到和头一个药方差不多。您对我的关怀我非常感谢，多次烦您实感歉意，今去信又来烦您，今把我的病状向王大夫汇报一下。

总的说，自从我用中药以来病情大有好转，疼痛减轻，食量增加，精神好转，但总是仍腹部疼痛，右上腹及肚脐右侧严重，消化不良，饭后胀疼加剧，经常在腹部出现鼓硬包，多数在右上腹及肚脐右侧，包鼓得越大疼得越剧烈，大便每天一次，多数是稀便，便里常有黏液，如果大便成块状就看不到黏液，排屁也多，腹部也不鼓包，疼痛就轻了。此外，我还有慢性气管炎，咳嗽吐白泡沫痰。敬爱的王大夫，我今又给您寄去您于我寄来的草药方以及我的病情检查，敬请王大夫在繁忙的工作中再来信告知我。

敬请王大夫，如有让我办的事来信，我一定尽力办到。

此致

敬礼

李某

1984 年 8 月 6 日

现病史：现腹痛（右上腹），麝浊 9.1U，麝絮（++）。胆囊及阑尾已切除，有迁延性肝炎及胃炎诊断。

处方：茵陈 20g，金钱草 15g，牡丹皮 10g，青皮 10g，陈皮 10g，香附 10g，炒川楝子 12g，炒枳壳 10g，延胡索 10g，砂仁 5g，炒莱菔子 10g，酒大黄 3g，女贞子 25g，黄精 10g。14 剂。

王鸿士

1984 年 4 月 10 日

现病史：病迁延性肝炎及胃炎，经治腹痛已减，精神好转，食纳增加。

处方：茵陈 20g，金钱草 15g，香附 10g，青皮 10g，陈皮 10g，炒川楝子 12g，炒枳壳 10g，延胡索 10g，砂仁 5g，炒莱菔子 10g，女贞子 25g，黄精 10g，白芍 12g，乌药 10g，焦山楂 10g，焦神曲 10g，焦麦芽 10g。14 剂。

王鸿士

1984 年 7 月 3 日

现病史：服药病情好转，腹痛已轻，纳增，精神好转，但右腹仍疼，以脐右为著，饭后胀疼明显，便稀带黏液，腹内时疼，起身则疼剧，转矢气则缓解，且有慢性支气管炎，咳白痰。1984 年 8 月查麝浊 7U，其他正常。

处方：当归 10g，白芍 12g，炒川楝子 12g，延胡索 10g，大黄炭 6g，乌药 10g，炒莱菔子 10g，大腹皮 12g，槟榔 12g，茯苓 15g，党参 12g，女贞子 25g，木香 6g，厚朴 10g，草豆蔻 10g，炒干姜 3g。14 剂。

王鸿士

1984 年 8 月 15 日

敬爱的王大夫：

您好！两月多没有给您去信，近想王大夫身体健康，工作顺利，一切均好吧。

您给我邮来的药方收到，我吃了 30 多付，感到腹痛又有较轻，上腹部和肚脐两侧鼓包也少了，大便也没有以前稀了，大便里的黏液也没以前多了，慢性气管炎也好转多了，10 月 30 日查肝功能，这里的医生说已正常。但总是胃部疼痛，偏右较重，有时还鼓包，饭后胀疼，消化不良。今又给王大夫邮去您给我邮来的药方及肝功能化验单，敬请王大夫阅览，来信告知我，再如何调治，多次烦您，甚感歉意，敬请王大夫多加原谅。

请王大夫，有事来信，一定办到。

此致

敬礼

李某

1984 年 11 月 6 日

现病史：服上方 30 剂，自觉腹痛有减轻，上腹部和脐周两侧鼓包减少，大便稀也好转，黏液已无，10 月 30 日查肝功能正常。现感胃部疼痛，右甚，食后胀痛，消化不良，时仍有鼓包，慢性支气管炎也见好。

处方：党参 12g，焦白术 10g，炒川楝子 12g，青皮 10g，陈皮 10g，茯苓 15g，延胡索 10g，炒莱菔子 12g，大腹皮 12g，槟榔 12g，草豆蔻 10g，白芍 12g，炒内金 10g，香附 12g，木香

6g，焦山楂 10g，焦神曲 10g，焦麦芽 10g。14 剂。

王鸿士

1984 年 11 月 18 日

【思路解析】本案是一例较为完整的医案，为一慢性迁延性肝炎伴有胃炎的患者，胆囊及阑尾已切除，初诊主要表现为右上腹痛，右上腹及肚脐右侧疼痛较为严重，饭后胀疼加剧，大便较稀，伴有黏液。肝病初起多为湿热之邪为患，湿热之邪蕴于中焦，气机阻滞，表现为腹部胀满疼痛。治当以清热利湿，行气导滞为法。方中茵陈、金钱草清中焦脾胃之湿热；青皮、陈皮、香附、炒川楝子、炒枳壳、炒莱菔子、砂仁、延胡索行气消胀，和胃疏肝，调理肝脾；牡丹皮、酒大黄清热凉血，清肠腑之积滞；中焦湿热之邪，侵及下焦肝肾，久留不去，邪恋正伤，导致肝肾之不足，故用女贞子、黄精养肝肾，防湿热之邪，进一步损伤肝肾之阴。

二诊时患者精神体力较前明显好转，但仍以右上腹疼痛为主。故加用白芍、乌药柔肝行气止痛，焦山楂、焦神曲、焦麦芽健脾和胃、疏肝化滞，加强固护后天脾胃之力。

三诊时患者症状以右腹及脐右疼为主，饭后加重，便稀带黏液，咳白痰，此为脾虚气滞、肝胃不和所致，湿热之邪已不明显。故用党参、炒干姜、茯苓、草豆蔻、木香、乌药益气健脾、温胃散寒，女贞子、当归、白芍养血柔肝、滋养肝肾，炒川楝子、延胡索、炒莱菔子、厚朴、大腹皮疏肝行气止痛，大黄炭、槟榔行气导滞，为治大便黏滞而设。诸药共奏肝脾同治之功，易清利为温补。

四诊时患者自觉腹痛减轻，上腹部和脐周两侧鼓包减少，大便稀也好转，黏液已无。肝功能正常，仍感胃部疼痛，食后胀痛，消化不良，为中焦脾胃不足，气机不畅而致，故治疗以健脾行气为法。方中党参、焦白术、茯苓、草豆蔻、焦山楂、焦神曲、焦麦芽、炒莱菔子、炒内金益气健脾，消食和胃；炒川楝子、青皮、陈皮、延胡索、大腹皮、槟榔、香附、木香疏肝行气止痛。此为慢性肝病后期调养之法。

本案患者的肝病在急性发作期乃湿热为患，故以清利为主，虑其湿热之邪下移伤及肝肾，加用养肝肾之品，至于后期调养，则以固护脾胃为主。

二、肝硬化腹水

医案1

王大夫：

您好，您的身体还好吧！全家也都好吧！

好久没给您去信了，也不知道您现在身体怎么样！大娘身体还好吧！我这两年体质也差了。梅没有什么大病，但小病总也没断。英上医大三年了，这孩子想毕业后再学点病理、生理方面的知识，你在医疗界朋友多，请你注意一下，看需要注意哪方面的知识。

另外还有一个事，梅的表哥，肝炎十多年了，经过多方面治疗，还是不见效，前天在我那儿谈了，想吃吃你的中药，下面是他孩子寄的病情。

冯某，男，53岁。1977年1月发现肝硬化。1978年4月出现腹水。腹水出现后，曾多次住院，吃中药治疗，至今腹水未消除，肝区疼痛，肝功能有所恢复，蛋白倒置。现在：满腹腹水，右胸部有水，低热，夜间7~8点在37.2~37.5℃之间，气喘，只能右侧卧，不能左侧卧，仰卧只能一会儿，食欲差，四肢无力。

肝已经萎缩，经肝扫描确诊肝硬化腹水（失代偿期），排除肝癌。肝功能差，黄疸指数 16U，转氨酶高。用氨苯蝶啶、双氢克尿噻等西药利尿，胸腹水不能利下来。其他没有发现并发症。

我们天天杂事还是太多，也没机会到那里去，请能谅解。

祝身体好，全家好！

王某

1984 年 4 月 3 日

现病史：1978 年发现腹水，至今未消。现肝区疼痛，低烧，腹胀，小便短少，气喘，不能向左侧卧，食欲不振，腹水明显。黄疸指数 16U，GPT 高，用西药利尿无效。肝已萎缩，蛋白倒置。

处方：生黄芪 20g，茵陈 30g，炒栀子 10g，茯苓 30g，猪苓 20g，麻黄 3g，杏仁 10g，车前子 25g（包煎），防己 12g，通草 6g，炒葶苈子 10g，桑白皮 15g，砂仁 6g，酒大黄 3g，泽泻 12g，泽兰 12g。10~30 剂。

王鸿士

1984 年 4 月 5 日

【**思路解析**】本案为肝硬化腹水失代偿期的患者，气喘乏力，不能平卧，低热，食欲差，小便量少，病情较为危重。本案患者最大痛苦为腹水所引起的胀满、尿少，因此消除腹水是减轻患者痛苦的关键。患者气喘，且发生了胸水，为水气上犯，肺气壅塞不得下降。肺气壅塞则不能通调水道下输膀胱，以致小便不利，水湿停聚。因此治疗本病时，在利水的基础上，须开提肺气，以加强利水。本病证之根本在于气虚水泛，因此补气利水又为标本兼治之策。方中生黄芪益气健脾利水；猪苓、车前子、泽泻、防己、通草、茯苓利水祛湿；麻黄、杏仁、炒葶苈子、桑白皮开肺气以利水；茵陈、炒栀子、酒大黄清热祛湿，使湿热之邪从二便而出；泽兰活血利水；砂仁醒脾和胃。本法亦含有"开鬼门，洁净府"之意。麻黄、杏仁、炒葶苈子、桑白皮"开鬼门"，开发上焦，启玄府以遣气也；猪苓、车前子、泽泻、防己、通草、茯苓"洁净府"，以泄泛滥之水从膀胱而去也。本案体现了王老攻补兼施法治疗肝硬化腹水的学术思想，也是"开鬼门，洁净府"之法在肝硬化腹水治疗中的灵活运用。

医案2

王鸿士老先生：

您好！

从北京出版社出版的《北京市老中医经验选编》一书中读到您的大作"臌胀（肝硬化腹水）的辨证施治"一文，使我情不自禁，欣喜若狂。

我是个中年人，但是于1982年9月已是肝硬化腹水患者。虽经多方治疗，但始终不见什么效果，时好时坏。目前主要症状有：腹胀如鼓，小便短赤，尿量少；大便溏稀，日便3~4次；下肢浮肿；饮食量减少，多进则胀，下午更剧。肝功能化验：麝香草酚浊度20U，脑磷脂胆固醇絮状试验（+++），锌浊度20U，黄疸指数14U。

疾病夺去了工作的能力，夺去了健康的欢乐，也夺去了我中年人的壮志，您的经验无疑给了我希望，以及战胜疾病的信心。我恳请您王老医生能够给我以帮助，能够收我入您所在医院住院治疗，谢谢您了。

我急切地盼望您的回音，恳请您能给我好消息。

患者：李某

1985 年 6 月 23 日

现病史：1982 年始患肝硬化腹水，病情时好时差，现腹胀如鼓，小溲短赤，便溏，日 3~4 次，下肢浮肿，多食则胀剧。麝浊 20U，锌浊度 20U，脑絮（+++），黄疸指数 14U。

处方：茵陈 20g，厚朴 10g，抽葫芦 30g，车前子 20g（包煎），茯苓 30g，砂仁 5g，炒内金 10g，青皮 10g，陈皮 10g，炒白术 15g，生黄芪 20g，海金沙 12g，大腹皮 12g，槟榔 12g，通草 6g，防己 12g，猪苓 15g，泽泻 10g，泽兰 10g，桂枝 3g。

王鸿士

1985 年 6 月 27 日

【思路解析】本案患者患慢性肝病多年，现主要表现为腹胀如鼓，小便短赤尿量少，大便溏稀，日便 3~4 次，下肢浮肿，饮食量减少，多进则胀。此为脾肾阳虚，阳虚水泛之证，究其病机在于中焦湿热，病邪久留不去，邪恋正伤，导致脏腑气血亏损。其本为肝、脾、肾之不足，其标为痰、毒、瘀、水之蕴结。脾主运化，肺主气、主治节，肾主液而行水。肺、脾、肾三脏一虚，就会导致水液代谢失常，而产生肝硬化腹水，其间又会产生痰、毒、瘀等病理产物。正如《沈氏尊生书》所言："臌胀病根在脾，脾阳受损，运化失职，或由怒气伤肝，渐蚀其脾，脾虚之极，故阴阳不交，清浊相混，隧道不通，郁而为热，热留为湿，湿热相生，故其腹胀。"本案为湿热之邪伤于中焦，侵及下焦，阳虚为本，湿热为标，又有痰、毒、瘀、水等病理产物为患。王老在治疗过程中分清虚实，清除余邪，扶正补虚，调整气血。方中茵陈、车前子、茯苓、泽泻、猪苓、桂枝、通草、防己、抽葫芦仿茵陈五苓散之意，清热除湿，利水通阳，其通阳之法，取叶天士"通阳不在温，而在利小便"，通过利小便宣通气机，使三焦弥漫之湿从小便而出；生黄芪、炒白术健脾益气，补气利水，固护中焦，以绝水邪生成之源；砂仁、炒内金健脾和胃；大腹皮、槟榔、厚朴行气消胀；青皮、陈皮、泽兰行气消瘀，调理气血。本案体现了王老扶正补虚、清除余邪、调整气血治疗肝硬化腹水的学术思想。

医案3

尊敬的王大夫：

您好！

我是一个偏僻山村的肝硬化患者，由于此处医术落后，无法治这种病，因此，使我万分悲痛，失掉了生的信念。在这中间，亲友十分关心，向我介绍了您的神医妙术，使我生活又产生了一线希望。因此，我虽然深知您非常忙碌，但还是向您求教，对我的病给以指教、治疗。

现将病情介绍如下：我现年35岁，女。今年5月、7月两次腹胀，身体消瘦，身弱，不能进食。9月加剧，腹内产生腹水，住院泄水后，初诊为肝硬化。化验检查：黄疸指数3U，麝浊8U，锌浊度14U，总蛋白70g/L，白蛋白35g/L，球蛋白35g/L，红细胞$4.28×10^{12}$/L，白细胞$3.1×10^9$/L，血红蛋白12.4g/L，血小板$51×10^9$/L，CO_2CP21.8mmol/L，钾3.2mmol/L，钠140mmol/L，氯106mmol/L。X线检查：心肺无异常；食管钡剂通过顺利，扩张蠕动尚可，黏膜呈蚕蚀样改变（中下段），印象食管静脉曲张。B超：肝左叶 5.2cm×6.2cm，右叶厚 8.2cm，斜径 12.5cm，轮廓清，形态正常，边缘钝，肝表面不平滑，呈小结状突起，肝内回声呈点状增强，分布欠均匀；脾厚 8cm，肋下 7cm，脾静脉 1.7cm。

尊敬的王大夫，请您在繁忙中抽空为我的病诊断一下，开药方寄来，万分感谢。

尊敬的王大夫，请您在来信时将手续、经济方面所需来信说明，我迅速寄去。

此致

敬礼!

祝您身体健康，生活愉快!

患者：王某

1983 年 12 月 11 日

现病史：肝硬化,食管静脉曲张。腹胀,消瘦,身弱,不能食,发生腹水。麝浊 8U,白蛋白 / 球蛋白比值 3.5/3.5,PLT 51×10^9/L,CO_2CP 21.8 mmol/L，K 3.2 mmol/L。

处方：生黄芪 30g，茯苓 30g，焦白术 10g，车前子 20g（包煎），党参 10g，白芍 12g，炙鳖甲 12g，阿胶 10g（烊化），红花 10g，砂仁 6g，紫河车 12g，泽泻 10 个 g，泽兰 10g，女贞子 20g，生牡蛎 15g，大腹皮 12g，槟榔 12g。2~10 剂。

嘱：未见病人，难以确诊，谨寄此方，请试服（并以当地就近治疗为妥）。

王鸿士

1983 年 12 月 15 日

尊敬的王大夫:

　　您好!

　　您给我寄来的良方已收到,我们全家人十分激动,万分感谢您的恩情,全村人也个个赞扬您的崇高品质。

　　我服您的良方药效果很好,所以这信一来向您谢恩,二来汇报情况,希望您再次指导治疗。

　　我从 1983 年 11 月 27 日确诊为肝硬化,检查情况是:黄疸指数 3U,麝浊 8U,锌浊度 14U,总蛋白 70g/L,白蛋白 35g/L,球蛋白 35g/L,谷丙转氨酶正常,红细胞 4.28×10^{12}/L,白细胞 3.1×10^9/L,钾 3.2mmol/L,钠 140mmol/L,氯 106mmol/L,CO_2CP 21.8mmol/L,AKP6U。X 线检查:食管钡剂通过顺利,扩张蠕动尚可,黏膜呈蚕蚀样改变(中下段)。B 型超声是:肝左叶 5.2cm×6.2cm,右叶厚 8.2cm,斜径 12.5cm,轮廓清,形态正常,边缘钝,肝表面不平滑,呈小结节状突起,肝内回声呈点状增强,分布不均匀;脾厚 8cm,肋下 7cm,脾静脉 1.7cm,肝显影差,位置尚正常,肝形态失常,肝体积全肝性缩小,肝内放射性分布不均匀,肝摄取放射性弥漫性减低,肝右叶下部似截除。脾显影示:脾摄取放射性明显高于肝脏,脾重度肿大。

　　检查后,本地医生开的处方是:

　　当归 10g,白芍 15g,白术 10g,茯苓 15g,柴胡 6g,香附 10g,郁金 10g,川楝子 12g,鳖甲 20g,龟甲 18g,牡丹皮 12g,枸杞子 15g,制何首乌 20g,桃仁 10g,甘草 3g,焦山楂 12g,焦神曲 12g,焦麦芽 12g。

　　35 天服 30 付后,检查结果是:白蛋白 47g/L,球蛋白 27g/L,血红蛋白 105g/L,白细胞 4.2×10^9/L,中性粒细胞 64%,淋巴细胞 35%,单核细胞 1%,红细胞 3.3×10^{12}/L,PLT 150.9×10^9/L,

麝浊 8U，麝絮（＋＋），谷丙转氨酶正常。尿：颜色淡黄，性状清晰，蛋白（－），沉淀上皮细胞（＋）。

后我又服 26 付，因无龟甲、鳖甲故去掉，另服云芝肝素 47 小包。二次检验结果是：白蛋白 27.5g/L，球蛋白 29.5g/L，麝浊 8U，麝絮（＋＋），谷丙转氨酶正常，血红蛋白 90g/L，白细胞 $3.2×10^9$/L，中性粒细胞 67%，淋巴细胞 32%，单核细胞 1%，红细胞 $3.2×10^{12}$/L，PLT $192×10^9$/L。此时您寄来良方是：

生黄芪 30g，茯苓 30g，焦白术 10g，车前子 20g（包煎），党参 10g，白芍 12g，炙鳖甲 12g，阿胶 10g（烊化），红花 10g，砂仁 6g，紫河车 12g，泽泻 10g，泽兰 10g，女贞子 20g，生牡蛎 15g，大腹皮 12g，槟榔 12g。

服 3 付后饮食减少，询问本地医生，在您处方基础上加焦山楂、焦神曲、焦麦芽各 10g，饮食增长，消化良好。服 10 付后鼻渗血仍有时出现，故本地医生建议加墨旱莲 20g。服 32 付后，饮食增长，精神很好，但泻肚，去槟榔则不泻肚，身体日日好。后来无紫河车(买不到)服了 23 付。检验结果是：白蛋白 50g/L，球蛋白 26g/L，血红蛋白 100g/L，白细胞 $3.5×10^9$/L，中性粒细胞 61%，淋巴细胞 36%，单核细胞 3%，红细胞 $3.2×10^{12}$/L，PLT $121.6×10^9$/L，麝浊 7U，麝絮（＋），谷丙转氨酶 125U/L。尿：颜色淡黄，性状清晰，反应中性，蛋白（－），沉淀未见异常。本人感觉：饮食比过去未得此病前吃得多，每日能吃一斤多细粮还时时感觉饿，手、上肢的小血点已退，鼻与其他处一月多未渗过血，精神很好，逐渐感到身体有力，每日都出外游逛，有时做点轻活。但在月经期饮食减少，身体感到不舒服。

我现在感到身体大为好转，全凭您的良方治疗，所以向您汇报，请您根据我现在的情况给我提出治疗方案。谢谢您。

此致

敬礼

祝您身体健康，生活愉快，医学成绩更辉煌。

患者王某

1984 年 6 月 7 日

现病史：近查白蛋白 / 球蛋白比值 5.0/2.6，血红蛋白 100g/L，白细胞 3.5×10^9/L，红细胞 3.2×10^{12}/L，PLT121.6 $\times 10^9$/L，麝浊 7U，麝絮（+），GPT125U/L，食欲佳，上肢血点已退，衄亦退。精神好转，体力增加，仅在经前稍感不适。

处方：生黄芪 20g，茯苓 30g，焦白术 10g，车前子 15g（包煎），阿胶 10g，党参 10g，白芍 12g，炙鳖甲 12g，红花 10g，砂仁 4g，生牡蛎 30g，大腹皮 12g，槟榔 12g，紫河车 12g，女贞子 25g，墨旱莲 15g，马鞭草 10g。10~30 剂。

王鸿士

1984 年 6 月 18 日

【思路解析】本案是一例慢性肝病日久，出现肝硬化腹水、脾功能亢进的患者，表现为腹胀、身体消瘦、乏力、纳食少。本案的治疗过程，体现了王老注重扶正补虚，养肝脾肾，调理气血治疗肝硬化腹水的学术思想。肝病后期，湿热之邪耗气伤阴，血脉瘀阻，气虚水停，肝、脾、肾失养，导致肝硬化腹水、脾功能亢进等并发症，故王老首重扶正补虚以治其本。湿热之邪，多易伤及脾胃，补虚首先调补中州脾胃，方中生黄芪、茯苓、焦白术、党参益脾胃之气，养后天之本，又脾胃气虚，脉道更易涩滞，补脾胃之气，有助于脉道之通利。肝病日久，湿热之邪由上而下，必伤及肝肾之阴，故养肝肾，亦是王老治疗肝硬化晚期患者常用的方法，方中阿胶、白芍、紫河车、女贞子、墨旱莲，调养肝肾之阴阳，养先天之本。肝硬化晚期伴有肝脾大、食管静脉曲张、腹壁青筋暴露、腹水等，王老认为多为气滞血瘀、脉络阻塞之象，治疗必以软坚化瘀为治，而在软坚散结之时，多佐以疏肝行气之品，既可增强活血通络之功，又有一定软肝脾的作用，故用炙鳖甲、红花、大腹皮、槟榔、生牡蛎、马鞭草软坚化瘀、调理气血。此方体现了王老治疗湿热之邪已除、脾、胃、肝、肾阴阳不足、兼有肝脾瘀滞的晚期肝硬化的常用方法，蕴含了他扶正补虚、调理气血治疗肝硬化腹水的学术思想。

敬爱的王大夫：

您好！

您的胸怀那样宽广，您的品质那样高尚，您的医术那样高超，您真是我们肝病患者的救命恩人。

我这个偏僻山村的普通妇女，有幸得了您的良方。您的良方对我的病疗效非常好，当地医生、群众赞不绝口。我遵照本地医生嘱咐间断服药，我也满怀希望，准备在有机会之时，去京当面谢谢您。但很不凑巧，在停药1个月后（8月21日），侄子与我吵了两三架，又逢奶奶病逝，心中悲痛，病又开始复发，饮食减退，开始服药，但仍腹胀，怀疑是否有腹水。9月份经医生查又有腹水，本地医生于方中加白茅根15g、冬瓜皮15g，另加西药安体舒通、氨苯蝶啶每次各1片，1日3次，小便次数猛增，4天后减少，11天后恢复原状，且口渴得要命，就想喝冷水，但不敢喝。本地医生又加石斛15g、知母12g、生地黄15g、天花粉15g，减去白茅根、冬瓜皮，几日后不渴了，又肚胀，几日后本地医生考虑腹水未治愈，又加白茅根、冬瓜皮服用。现在只感到肚胀，饮食大减（吃饭后心口处憋，有时服药后，肚内响声如水声），为了使我的病再次治愈，再次将病况说明，请良医王大夫再次指导治疗。多多感谢王大夫。

　　此致

敬礼

　　祝您身体健康，生活愉快！

王某

1984 年 11 月 5 日

　　现病史：近感腹胀，饮食大减，心胸憋闷，9 月份经医生查有腹水。

　　处方：茯苓 20g，炒枳壳 10g，焦白术 10g，大腹皮 12g，槟榔 12g，香附 10g，厚朴 10g，砂仁 6g，冬瓜皮 12g，冬瓜子 12g，木香 10g，生黄芪 20g，红花 10g，泽泻 12g，泽兰 12g，水红花子 12g，青皮 10g，陈皮 10g，车前子 20g（包煎）。10~30 剂。

王鸿士

1984 年 11 月 18 日

　　【思路解析】脾胃为后天之本，气血生化之源，湿热缠绵，饮食伤胃，或七情内伤，肝木克脾土，或劳倦伤脾，致使脾胃受伤，脾胃虚弱可导致五脏精气亏损。气血阴阳不足，水液代谢紊乱而内停，故发为腹水；脾土受伤，运化无力，胸中宗气不足，故为腹胀，饮食大减，心胸憋闷。治疗以健脾益气、利水消胀为法。方中生黄芪、焦白术、茯苓、车前子、冬瓜皮、冬瓜子、泽泻健脾益气利水；炒枳壳、大腹皮、香附、木香、青陈皮、厚朴行气消胀。脾胃不足，气血虚弱，阳气虚则气血鼓动无力而致血瘀，因此肝硬化腹水瘀血内阻者临床非常常见，王老在健脾益气的基础上，加用泽兰、红花、水红花子活血消积、清热凉血、祛湿解毒。此方也体现了王老调理气血治疗肝硬化腹水的学术思想。

尊敬的王大夫：

　　您的来信和良方都已经收到，我万分高兴，更加感谢您的救命之恩，更加感到您的崇高精神。

　　由于上次去信，我只叙述了些病情，所以良方寄来，本地医生坚持继续服用您的第二个良方，只在第二个良方上加第三个良方的冬瓜皮、冬瓜子继续试服。其理由是：一是我反映的情况不足，又无化验情况，恐有考虑不到之处；二是现肝功能不好，脾又肿大，身体太弱，气不敢破。经试服，腹水消除，但其他并无解决。所以，我和这里医生商量后，这里的医生再无办法，决定再次向您请教，现将情况介绍如下。化验情况：白蛋白 45 g/L，球蛋白 24.5 g/L，麝浊 8U，麝絮（++），谷丙转氨酶正常，血红蛋白 100g/L，白细胞 5.1×10^9/L，中性粒细胞 72%，淋巴细胞 28%，红细胞 3.2×10^{12}/L，血小板 179×10^9/L。尿检：颜色淡黄，性状清晰，蛋白（-），沉淀未见异常。本人感觉试服药方这段，肚继续憋，没有腹水后也如此，肚脐上处憋得厉害，下部分较轻（据这里的医生说是气），下午和前半夜憋得厉害，后半夜、上午较轻，中午服药和吃饭后憋得厉害，只服药或只吃中午饭较轻。肚中感到饿，但由于肚憋又不能多吃（每日早、午共吃半斤粮，晚饭不能吃）。这段时间服药后，非常渴，喝许多水也减不了渴（喝得憋还渴，小便可以）。半月后头有点一阵一阵痛，之后就流十几点鼻血，同时半月来一次月经。我现在主要是肚憋、口渴得厉害。这里医生的意见：中医再无办法，西医坚持让外科切脾，吻合血管。我坚持继续服中药（以前每天服一剂，一周停一天），所以，再次请您指导治疗。（如果需要去您的医院，请来信说明，我准备一下，在明年春节以后也可去；如联系治疗，我又麻烦救命医师王大夫寄良方治疗）。

　　此致
敬礼
　　祝您身体健康，生活愉快，工作顺利！

患者：王某
1984 年 12 月 16 日

　　现病史：自述腹水消退，胀仍未解，食后较著，朝食不能暮食，口渴，饮仍不解，经半月一行。白蛋白/球蛋白比值4.5/2.45，麝浊 8U，脑絮（++），血红蛋白 100g/L，白细胞 5.1×10^9/L，PLT179×10^9/L，红细胞 3.2×10^{12}/L。脾大。

　　处方：厚朴 10g，茯苓 25g，赤小豆 20g，车前子 20g（包煎），沙参 20g，砂仁 6g，猪苓 15g，大腹皮 12g，槟榔 12g，木香 6g，马鞭草 10g，泽泻 12g，焦山楂 10g，焦神曲 10g，焦麦芽 10g，女贞子 25g，麦冬 12g，知母 10g，青皮 10g，陈皮 10g。10~20 剂。

王鸿士
1985 年 1 月 3 日

　　【**思路解析**】患者此次以胃脘憋闷、善饥、口渴为主要表现，为湿热日久，耗液伤津，真阴涸竭所致。脾肾阳气不足，不能蒸腾津液，在下则水液内停，发为腹水，在上则阴津不足，口干舌燥。治疗当以育阴生津、行气利水为法。治水必先治气，唯下焦真气得行，始能转化，唯下焦真水得位，始能分清，以利水邪。方中女贞子、麦冬、北沙参、知母补肝肾之阴，育阴生津；厚朴、木香、焦山楂、焦神曲、焦麦芽、青皮、陈皮、砂仁、大腹皮以疏启中焦之气，开肾关，助泄水邪；茯苓、赤小豆、车前子、猪苓、泽泻利上、中、下三焦之水邪。此为王老养阴、行气、利水治疗肝硬化腹水的常用方法。

三、进行性全身肌萎缩

王鸿士副所长：

您好！

我是一个肌肉萎缩病（进行性肌营养不良）患者。今年39岁，二十多年来，我多处求医无效。今年8月份，我见到《工人日报》登载了对您的访问记，见文章中介绍说您对疑难杂症很有办法，便想向您求诊。但当时我正在友谊医院治疗，所以只把报纸保存起来，没有和您联系。我在友谊医院经过长时间的治疗无效，而且病情日益恶化。现在我在生活和工作上都十分困难，为此，我没办法，只好向您求救了。

现在我把我生病前后情况向您大概介绍一下。1958年，我因学骑车左肩臂被摔伤，肩、肘青肿，未经治疗痊愈，消肿一个月后双臂上举时由肘到小指有麻筋的感觉，因为当时正值开学考试，所以也没及时治疗，待考试完毕后发现右臂肌肉萎缩，到宣武、友谊、首都、北医三院等各大医院诊治都说是进行性肌营养不良症。据说此病是一种遗传性疾病，无有效办法，和摔伤无关，中医诊断众说不一，中草药和针灸都用过也无效。

发病后 3 年，即 1961 年，我 21 岁，左臂也萎缩下来，此时双臂都不能上举了。1968 年始左腿膝关节以上也萎缩下来，现在右腿膝关节以上也萎缩了。1981 年初我在友谊医院用增肌注射液治疗也无效。总之，二十年来我一直在四处求医均无效，而且还在日益恶化。现在我实在没有办法只得向您求援了，希望您在百忙之中给我以帮助。望复信，不胜感激！

祝

身体健康！

来某

1982 年 1 月 10 日

现病史：进行性全身肌萎缩。

处方：生黄芪 30g，桑寄生 25g，狗脊 15g，鸡血藤 15g，当归 15g，熟地黄 15g，续断 12g，菟丝子 30g，补骨脂 10g，桂枝 6g，白芍 12g，肉苁蓉 20g，黄精 10g，生鹿角 10g（先煎）。10~20 剂。

王鸿士

1982 年 5 月 2 日

【思路解析】进行性肌营养不良症是一种与遗传因素关系密切，原发于肌肉变性的疾病。本病具有病损部位呈对称性、缓慢进行性加重的特点。本病属中医"痿证"范畴，病因复杂，先天禀赋不足、外感湿热、久病体虚、劳役太过均可导致本病的发生。总体来说，本病与脾、肾关系较为密切。脾胃为后天之本，气血生化之源，脾主四肢，在体合肉，人体之水谷精微经脾内输五脏，外至筋肉。脾脏虚损，四肢筋肉失于濡养，则倦怠无力,甚则萎废。肾为先天之本,五脏阴阳之根。《黄帝内经》云:"阳气者,精则养神,柔则养筋。"肾之阳气不足,肾中元阴、元阳受损,筋脉失养,则可发为"痿证"。

此案患者进行性双上、下肢肌肉萎缩,并被多家西医医院诊断为进行性肌营养不良,当属中医"痿证"的范畴。王鸿士治疗本病时重视阳气在本病发病中的作用,采用益脾气、补肾阳之法,并辅以活血化瘀之品。方中使用大量生黄芪以补中益气、滋生气血,培后天之本;用桑寄生、狗脊、熟地黄、续断、菟丝子、肉苁蓉、生鹿角补肾益精,养先天之本;患者病程日久,久病入络,血滞脉中,不达筋肉,亦可导致痿病加重,故用鸡血藤、当归、白芍以养血活血;在益脾气、温肾阳时,王老又恐诸药过于温燥,故加用黄精、熟地黄以养脾肾之阴;犹妙在加用少量桂枝以升脾阳,运脾、肾阳气达于四末。

本案体现了王老以补脾益肾、益气通阳为主,以养血活血法为辅治疗该病的方法,以及重视阳气在该病发病及治疗中作用的学术思想。

四、郁证

王教授,您好:

近来工作忙吗?身体健康吧!

收到您亲自给寄来的药方时,我们心里感激万分!您在百忙中,为解除我爱人的病痛费心了,我代表全家向您表示感谢,并祝您长寿。

当天,我们按照您寄来的药方取药,一味都不少,按时服药,至今天已服完15付。服完15付药后,有些症状好转,如:汗比以前少,睡觉比以前好,饮食胃口比以前好。但有些症状效果不明显，如：胸闷、气胀（胀气时胸至耳根都胀，胸部像有痰糊着，火气大），月经量少，色黑，时间需一周或更长。

关于我爱人得病的原因还是向您再简单谈一下。1971年我爱人生小孩坐月子，由于精神紧张，心情不愉快，加上在月子里争吵，经常哭，整个月子心情不畅，而患上胸闷、胸气胀的怪毛病。医治了十多年，服理气之类的中药无数付，都无明显的好转。这次服了您15付药后，有些病状就开始消除，下面把目前病状向您书述：脸色带黄，胸闷，气胀（几乎天天如此），一胀气，则胸部至耳根都是气，胸部像痰糊着，火气大，喉咙痛发干，不想饮水，月经量少，来经头一两天还有点，到后来少，色乌黑，行经时间一周以上，每次来月经时就像刚生小孩一样，不能站立，性情急躁，易发怒。饮食一般，血压、大小便正常，并无其他症状。

这次去信时，我们向我厂中医（现任所长）征求看法，药已按剂量服完20付，现在没有继续服。望您收信后，在百忙之中来信寄方，彻底解除我爱人的病痛，使其能全身心地投入四化建设。

此致

祝您长寿，全家身体健康，生活愉快！

张某
1981 年 10 月 17 日

附1981年9月10日处方：生黄芪20g，当归10g，川芎10g，赤芍10g，白芍10g，浮小麦30g，川楝子10g，木香10g，陈皮10g，菊花12g，桂枝10g，生龙骨15g，生牡蛎15g。10~20剂。

王鸿士
1981 年 9 月 10 日

现病史：药后汗出失眠好转，食欲亦增，但胸闷胀如故，咽干不思饮，经少色黑，烦躁易怒。

处方：人参 3g，白术 10g，茯苓 12g，生石决明 20g（先煎），薏苡仁 12g，芡实 15g，山药 15g，肉桂 1g（冲服），炒谷芽 10g，炒莱菔子 3g。3~7 剂。

王鸿士

1981 年 12 月 22 日

注：此方用健脾益气之法，以治气虚气满。用行气药不效，故用此方。

【思路解析】本案患者为产后脾胃阴阳气血不足，加之情绪不遂，肝木克脾土，而出现精神紧张、心情不愉快、烦闷欲哭、胸闷气短、多汗、纳食减少诸证。气虚则喘，血虚则胸闷心悸，真阴失守于内，孤阳浮越于外，神失阳气之养，则失眠多梦、自汗盗汗，种种表现不一，但其根本原因在于阴阳形气俱不足，治疗当以甘药调之。初诊法《金匮要略》虚劳证之治法，方用黄芪桂枝五物汤合桂枝龙骨牡蛎汤加减。方中生黄芪、当归、白芍、川芎甘温益气养血活血，以养阴阳不足之本；桂枝、赤芍补虚调阴阳；生龙骨、生牡蛎、浮小麦以收其浮越之神气，敛汗止汗以达养心安神之目的；稍佐川楝子、木香、陈皮以疏肝理气调脾。方中赤芍、白芍同用，白芍敛阴益营，并取其于土中泄木之意，赤芍则能散邪行血、行血中之滞。总之，本方以甘味之药补养形气之不足以治其本，疏肝理气以治其标，诸药共用以达补虚调阴阳之目的。

此患者药后汗出失眠好转，食欲亦增，但胸闷胀如故、咽干不思饮、经少色黑、烦躁易怒。以上诸症以胸闷、气满为主，为脾胃中焦气虚，宗气不足，津液不能上承而致，遵循朱丹溪"产后以大补气血为主，虽有他症，以末治之"的原则，强调行气无过耗散，消导必兼扶脾，用健脾益气之法，培补中焦，以资化生之源。药用人参、白术、茯苓、薏苡仁、芡实、山药、肉桂益脾气、养脾阴、温脾阳；佐炒谷芽、炒莱菔子以健脾行气消胀；用生石决明平肝除热、潜上逆之浮阳。

本案体现王老治病求本的治疗原则，虽以胸闷、气胀为主要表现，但其本在于脾胃之气阴不足，故治疗以益脾气、养脾阴为主。少用柴胡、香附等疏肝理气之品，因疏肝理气药物药性多芳香辛燥，易耗气伤阴，产后妇人多气虚阴亏，虽有肝郁，运用力量较强的理气破气药，症状虽可能因气机暂得疏通而暂时有所缓解，但因香燥之品暗耗肝阴肝气，可能会加重病情，这也是患者长期运用行气药效果不好的原因。

五、神经性耳聋

王主任：

您好！新年、春节好！我因患神经性耳聋两次去您处会诊治疗，最后一次是1月23日。现虽听力无明显好转，但饮食、睡眠好，大小便正常，烦躁情绪大减，左耳有时响声加大（一阵而过），最后会诊药方（附后）已服30付，是否将药方加以调整或仍按原药方连续治疗，以及还需要如何治疗烦请告知。

我本应亲自前往，但因路远，行动不便，在短时间内只有写信汇报一下病情，万望王老大夫继续给予帮助，提出治疗意见，以便争取早日恢复听觉，为党为人民多做点工作。

今将原药方抄去，请您参考并提出下一步治疗意见。多谢。

此致

敬礼

于某

1978 年 2 月 25 日

原药方：双耳神经性耳聋，脉弦滑，苔根厚。

生石决明 24g，磁石 15g，川芎 9g，石菖蒲 15g，山茱萸 24g，熟地黄 30g，桑椹 30g，当归 12g，红花 9g，桃仁 9g，赤芍 9g，女贞子 24g，枸杞子 12g，荆芥穗 9g。

现病史：较前听力无明显好转，但食眠均好，烦躁亦减，左耳有时响声增大。

处方：磁石 30g，川芎 9g，熟地黄 60g，山茱萸 30g，枸杞子 15g，石菖蒲 15g，荆芥穗 9g，酒赤芍 12g，柏子仁 9g，远志 9g，麦冬 15g，茯苓 15g，五味子 9g，桃仁 9g，红花 9g，真麝香 0.15g（绢包煎）。10~20 剂。

王鸿士

1978 年 2 月 28 日

王主任：

您好！请在繁忙的工作中，适当注意休息。

3 月 1 日复信及药方收悉。您急患者所急，想患者所想，行患者所需的无产阶级革命精神使我感动。我想这只有在英明领袖华主席为首的党中央领导下，像我们这些较老的同志才能享受到党组织和同志的这样无微不至的关怀和照顾。虽暂时病情无明显好转，但我决心积极治疗，争取早日恢复听觉。

按药方已服用 25 付，目前食眠好，头脑清醒，身体有力，睡前耳鸣声加重，听力无好转，仍多烦易怒（较前好些）。鉴于上述情况，请主任同志再次费心尽力提出下一步治疗方法。重谢。

此致

敬礼

于某

1978 年 3 月 30 日

现病史：双耳神经性耳聋。

处方：当归 12g，菊花 12g，川芎 9g，枸杞子 12g，山茱萸 12g，石菖蒲 15g，熟地黄 30g，肉苁蓉 15g，知母 9g，茯苓 15g，柴胡 9g，五味子 9g，炒山甲 9g，菟丝子 12g。10~20 剂。

王鸿士

1978 年 4 月 5 日

【思路解析】神经性耳聋可归属于中医学"耳鸣""耳聋""暴聋"范畴。中医认为本病病性分虚实两类。实证常因外感风热或内伤情志、饮食致痰湿内生，气郁化火，循经上扰，蒙蔽清窍所致。《素问·脉解》指出："所谓耳鸣者，阳气万物盛上而跃，故耳鸣也。"《素问·至真要大论》中有"少阳之厥，则暴聋"的论述。虚证多由久病体虚、气血不足、劳倦纵欲、肾精亏耗、精血不能上承，耳窍失养所致，如《灵枢·决气》云："精脱者，耳聋。"故耳聋其治有通气开郁、祛风化痰、滋阴降火、宁心顺气诸法。纵观本案，患者当有身疲乏力、头晕目眩、腰酸腿软等心肾阴虚之证候，证属肾虚耳聋，治疗宗泻南方补北方之法，补阴降火，用治疗肾脏虚损劳聋之《妇人大全良方》肉苁蓉丸、《三因极一病证方论》菖蒲丸、《辨证录》通耳汤加减。方用熟地黄、山茱萸、枸杞子、肉苁蓉、菟丝子、当归养肝肾以治其本；石菖蒲、远志、炒山甲、磁石、柏子仁、茯苓、五味子通耳窍、宁心神；荆芥穗、柴胡疏肝热、升清阳以治其标。标本相因，心肾相通，水火既济，耳窍得养。王清任在《医林改错·卷上·脑髓说》中提出瘀血致病说，"两耳通脑，所听之声归于脑，脑气虚，脑缩小……耳窍通脑之道路中，若有阻滞，故耳实聋"，此为王老选用桃仁、红花、酒赤芍、炒山甲活血通耳窍的原因。

六、慢性咽炎

尊敬的王老教授：

偶幸在《工人日报》上见到为您的高明医术所写的文章，才使我大胆地打扰您的时间，耽误您的休息，给您写信。同时，万分感谢您赏眼一观，并给予治病的方子。

我今年30岁，身体其他部位基本没有问题，唯独嗓子里长些红色泡泡，经本地几所医院诊断，都说是慢性咽炎，无法治疗。从发病至今已将近两年，由原来的一个泡泡发展到现在的十几个，最大有小豆那么大，其他有高粱米粒那么大。近两年来伴随着恶心、头晕、头痛、眼花、胃痛、胸痛等症，使我的精神压力很大，不知是否是嗓子的泡泡在作怪。因此冒昧给您写信，请求您给想想办法。

下边是我发病的基本症状：1980年4月份的一天，突然剧烈恶心（在此以前经常有着急、生气、心情烦躁、爱发脾气、思虑过度等毛病），当时我想，过一段时间会好点（谁料想这一恶心时间长达二十多天，这在我的生病病史上是从未有过的现象，因此我有些着急），又过了几天恶心倒是逐渐减轻了，结果发现了咽炎，在此之前发生过口腔干、常出现黏痰，但是我不太注意，可是始终都是好几天、坏几天。此外，还时常伴随着眼睛看东西不得劲，看地面时觉得地面起伏的动，常伴有头痛、恶心、眼珠痛、眼眶痛、太阳穴痛、后脑勺痛、前额痛、胃痛、胸痛，有时厌食。在本地医院看过几次，做过超声显像、肝功能化验、胸部透视、食管透视、心电图等，都未发现不正常现象，最后说我是脑神经眩晕症，神经性的毛病，用药不见好地熬了近两年。8月7日看了关于您的报纸，我就大胆地给您写了这封信。

敬礼

张某

1981年8月12日

现病史：慢性咽炎伴有恶心、头晕头痛、眼花、胃痛。

处方：珍珠母30g，玄参15g，射干10g，炙枇杷叶12g，菊花10g，桑叶10g，白芷10g，陈皮10g，枸杞子10g，连翘10g，半夏10g，薄荷6g（后下），旋覆花10g（包煎），赭石10g（先煎）。2~10剂。

嘱：此方可试服。

王鸿士

1981年8月31日

【思路解析】患者平素性格易于着急、生气、心情烦躁、爱发脾气、思虑过度，发病后表现为长期恶心、头晕、头痛、眼花、胃痛、胸痛等，咽部出现十几个"红色泡泡"，长期精神紧张，当时经多家医院诊断为"慢性咽炎"。纵观此患者发病经过及临床表现，当属于中医"郁证"的范畴。肾为水火之宅，一身阴阳之总根，肾阴不足，致肺胃阴虚，肺受热烁，阴液耗伤，气失肃降，肝肺之气不舒，升降之机紊乱，上逆于咽嗌，咽喉不获滋润，则导致慢性咽炎的发生；逆乱之气上扰于清窍，则会出现头晕、头痛、眼花等症状；肺胃之气逆乱于胸中则会出现恶心、胃痛、胸痛等症状。治疗当以养肺肾之阴、降肺胃之逆气、开郁散结化痰为法。方中玄参、枸杞子养肺肾之阴；珍珠母、菊花、桑叶、白芷、薄荷清心肝肺经之逆气浮火，而镇心安神；旋覆花、赭石平肝、降胃、开痰、利气；半夏、陈皮降逆止呕，行气化痰。诸药共用以达养阴降气、化痰开郁之功。此王老治郁之一法也。

七、类风湿关节炎

王鸿士副院长：

　　我从 8 月 7 日《工人日报》上看到您为人民服务的可贵精神，很受感动。您已 62 岁了，还忘我的工作，我就更应该为四化多做贡献了。

　　王院长，我从 1976 年 3 月开始得了类风湿关节炎。多方医治无效，现在右手除拇指外均已变形，两手手腕不能向上弯，两手无力，如提点东西还可以，平端的话一个脸盆也端不起来。两脚的脚趾和手指一样也变了形，脚掌着地就疼，慢慢着地，只能脚跟、脚心放平，脚趾根本着不了地，走起路来像小脚女人一样，其他大关节还比较好，但有时膝和肩也疼。

　　现在我觉得雨天没有变化，风天比较疼，夏天比冬天手脚灵活点，月经前后十天的时间里，关节疼得厉害，其余 20 天好些。我问了几个医生都说关节和月经期是两回事，可我为什么得了关节炎以后就月经量少，一次用不了一天，可以说点滴即完。月经没了，可关节痛并不减轻，还要继续疼四五天才慢慢减轻，不知这到底是怎么回事。我的血沉在 30 左右，血压偏低，90/60mmHg，有点贫血，血红蛋白 90g/L。我平素耳鸣如蝉，头脑不清，记忆明显减退，脾气时好时坏，很不正常，饮食一般，现常服开封制的炎痛喜康，效果不明显。尽管一直服药，可我觉得病情还是一天一天加重，没有好转的迹象。报上都说打太极拳好，我已坚持了几个月也不觉得怎么样。我想还是求中医好。邯郸的中医我都看过了，没有比较好的办法，同时我也发现他们对治我这种病也没有信心。今天在报上看到您的事迹介绍，所以就给您寄这封信，希望能得到您的回音。

王院长，我今年 40 岁，有两个女孩，大的才 13 岁，我爱人在支左中牺牲了，我也没有父母，所以关心我的人很少，因此求王院长无论如何也要给我想想办法，帮帮我这个苦命人，如能解除痛苦，将是我最大的幸福，也是孩子们的幸福。我有了健康的身体一定加倍努力工作，用优异的成绩报答您，报答社会主义，报答党和国家。如果需要我去，请来信。

　此致
敬礼

刘某
1981 年 8 月 8 日

现病史：类风湿性关节炎关节变形疼痛已五年多，雨天不著，风大反重，经前后疼剧，伴头闷耳鸣，记忆力减退。血压 90/60mmHg，血红蛋白 90g/L。

处方：当归 10g，生黄芪 15g，桂枝 6g，羌活 10g，独活

10g，伸筋草 12g，威灵仙 10g，桑枝 30g，防风 10g，防己 10g，薏苡仁 20g，木瓜 10g，石楠藤 10g，青风藤 10g，川芎 10g，炒杜仲 12g。10~20 剂。

王鸿士
1981 年 8 月 19 日

【思路解析】本案患者以关节疼痛变形为主要表现，当属于中医"痹证"的范畴，其病因病机如《类证治裁·痹证论治》云："诸痹……良由营卫先虚，腠理不密，风寒湿乘虚内袭。正气为邪所阻，不能宣行，因而留滞，气血凝涩，久而成痹。"因此，本病的属性和证候表现取决于患者体质的阴阳偏盛和病邪性质两个方面。本案患者病程日久，反复发作，头晕乏力，记忆力减退，关节疼痛遇风加重，当属气血不足、风湿之邪痹阻经络而致病。治疗当以补脾益肾、益气养血、祛风利湿为法，方用黄芪桂枝五物汤加减。黄芪桂枝五物汤来源于《金匮要略》，《金匮要略》言："血痹，阴阳俱微，寸口关上微，尺中小紧，外证身体不仁，如风痹状，黄芪桂枝五物汤主之。"本方具有益气温经、和血通痹之功。本案处方以黄芪为君，益气固表，合桂枝、防风、桑枝以温阳通络祛风，合当归以养血补血，合木瓜以柔筋，合薏苡仁、羌活、独活以除湿；伸筋草、青风藤、威灵仙、石楠藤祛风通经活络；患者病程日久，必及于肾，故用炒杜仲以补肝肾而祛风湿。本案体现了王老治疗气血不足型风湿痹证的益气养血、祛风除湿、活血通络的治疗大法，用药轻灵而组方严谨。

八、咳嗽

王所长：

您好。

我是一名工人，1974年因厂内氨气爆炸，造成氨气中毒，经抢救脱险，保住了生命，但是留下了严重的后遗症，终身痛苦。今从有关报道中得知您有丰富的医疗经验，对一些疑难病症很有办法。为此去信一求。

现在我个人感觉是：长年的咳嗽，咳嗽必吐黄痰，呼吸时气管和肺部都呼呼作响，吸不进气，呼不出气，有肺不张的感觉，有时呼吸时就像小孩吹泡泡糖一样，气管里有咕噜的响声，平时呼吸困难，出气比进气困难，一般的轻工作也不能胜任。一些老大夫根据他们本人的经验认为很有把握治好，但在治疗中都以不见效果而中断治疗了。不知什么原因，大夫也很苦恼。

今去信您老人家，请在百忙中给予帮助。如能约好到您院治疗，组织上也完全支持。如我能痊愈重返工作岗位，那将是我多么高兴的事啊！

敬礼

张某

1981年8月

现病史：氨气中毒后咳嗽不已，有七年之久。痰黄且鸣，呼吸困难。

处方：生石膏15g，杏仁10g，陈皮10g，麻黄3g，炒白果3g，金银花12g，半夏10g，前胡3g，炙枇杷叶10g，川贝母6g，远志10g，甘草6g，酒黄芩6g，瓜蒌仁6g。2~10剂。

嘱：如有高血压和心脏病就不要服，请当地中医诊后再服为佳。

王鸿士

1981 年 8 月 23 日

【思路解析】此患者因氨气中毒后，出现长期咳嗽、吐黄痰、呼吸有声、呼吸困难等症状，与西医阻塞性肺病相似，根据本病咳嗽、咳痰、气短、喘息等表现，当属于中医"咳嗽""喘证""肿胀""痰饮"等病范畴。王老运用辛散温敛、升降开合之法治之。辛散以开通肺气之壅遏，酸涩以收敛肺气之耗散，收敛以养正，达到散邪而不伤肺气，敛肺而不敛邪气之目的。升法与涩法合用，使肺气流通，升降有序，出入有常，津液的输布与肺气的敷布功能恢复，有助于痰饮瘀滞的消除。方用麻杏石甘汤合定喘汤加减。方中麻黄宣肺止咳平喘，白果敛肺祛痰定喘，二药配伍，一散一收，既能增强止咳定喘之效，又可防麻黄耗散肺气，二药取"相反相成"之意；杏仁、瓜蒌仁、川贝母、半夏、陈皮皆能降气平喘、化痰止咳，加强平喘祛痰之功；金银花、生石膏、黄芩清泄肺热，以解内蕴之痰热；前胡、远志化痰；甘草和中而调药。诸药相合，共奏宣降肺气、止咳平喘、清热化痰之功。

九、萎缩性鼻炎

王鸿士教授：

我是河南周口市医院中医科的医生，由于初入医林，学识甚浅，每遇疑难病症往往无从着手。虽也写信于名老中医，但老中医多因年迈力衰，事务繁忙，回信甚少。今看到《工人日报》关于访问王老教授发表的"辨证论治，用当通神"的文章，方知王老教授年已六旬，身任重职，医术精良，桌前医书成摞，信件成沓，并对求医信件必亲自复笔，王老教授的忘我精神，真是感人至深。不免燃起学生求知欲望，此将临床一例久治不愈的病症向老教授请教。

患者王某，50岁，患萎缩性鼻炎10余年，近期加重。自觉头蒙，失眠，记忆力减退，鼻腔干燥，呼吸不利，腰膝酸软，食欲尚可，口渴不欲多饮，脉细，苔薄黄。本人辨证属肺肾阴虚，方用麦味地黄汤、知柏地黄汤加苍耳子、白蒺藜、辛夷等通窍之药，疗效不佳，特写信向王老教授请教，请王老教授给学生以临证指教。

敬礼

张某

1981年9月15日

张医生：

来信收到，从所述病情多属肝热阴虚、心肾不足之象。这种慢性疾患短期很难收效，今拟方寄去仅作参考，如有变化可请当地老中医商量解决。我这里因每天都有几十封信，又是多病之躯，加之杂务繁忙，很难一一回复。

希谅解。

敬礼

王鸿士

1981年10月10日

处方：珍珠母30g，远志10g，茯苓15g，生龙骨15g，生牡蛎15g，桑椹15g，枸杞子10g，白芷10g，酒黄芩10g，炒酸

枣仁 12g，首乌藤 30g，麦冬 12g，熟地黄 20g，沙参 20g，桔梗
6g。2~10 剂。

【思路解析】原发性萎缩性鼻炎的病因，现代医学并不十
分清楚，大多数文献认为与营养因素、遗传因素、内分泌失调、
细菌感染、免疫紊乱等因素有关。中医认为其根本原因在于体
内阴津不足，不能濡润鼻腔，因此本病以虚证为主，且以阴虚
证为多。早期由于燥邪伤肺，肺津受损，可兼有燥邪；后期则
由于肺阴虚而伤及肾，肾为一身阴液之根，肾阴不足则肺津亦
少，致鼻窍失养，鼻内干燥明显加重。临床上治疗本病常以补
虚为主，兼以清热，补虚又以滋阴润肺为主。本案患者自觉头蒙、
失眠、记忆力减退、鼻腔干燥、呼吸不利、腰膝酸软、口渴不
欲多饮、脉细、苔薄黄，王老根据患者的临床表现诊为肝热阴
虚、心肾不足之证。肝肾阴虚，津液不足，清阳不升，清窍失
养，鼻为之不利，而发为萎缩性鼻炎，病程日久，出现一派虚
损之象，故为难治之证。王老治以养肝肾之阴津，清肺经之浮火，
敛外浮之心神，升脾肾之清阳。方中桑椹、枸杞子、麦冬、熟
地黄养肺、肝、肾之阴；珍珠母、生龙骨、生牡蛎、远志、茯苓、
炒酸枣仁养心神、敛神气；酒黄芩清肺经之热；苦桔梗、远志
升清阳以达于清窍，合《黄帝内经》"清阳出上窍，浊阴出下窍"
之旨。此也为王老养肝肾、清虚热、宁心神治疗失眠之又一法也。

十、经行腹痛

王教授：

您好！

我是个年轻多病的患者。受尽了多种疾病的折磨，几次都

想服毒轻生，然而我没有这样做，我想自己还年轻，幸运求到医术高明的、医德高尚的大夫，很快也会把病给我看好，使我重返工作岗位，于是我又坚强地活了下来。我身患多病，六年多不能工作。

　　现在向您汇报一下我的主要病症。经期提前，经期腰酸痛，下腹酸痛，下身冰凉，虚汗特多，全身冰冷，多食善饥，小便有时黄热，大便溏，有时一天两次大便，全身感到空，有时月经过后，下腹还痛得厉害，每次来月经都要睡十几天起不了床。经期过后，有时有赤带或白带，身乏，无力；有时头晕耳鸣，耳痒，眼干涩，鼻干，咽干痛；有时流鼻血；有时口苦、黏腻；有时胃热；有时胃凉，下身一直凉；有时稍一活动，全身发热，口渴，身乏，外阴灼热干辣，甚者小便黄热，便血。多梦易醒，醒后很难入睡。常感全身肿胀不舒，有时感气短，气胀。头顶脱发特多，牙龈红肿，有时有出血，等等。

　　六年多我先后去过永城、开封、郑州、徐州等医院治疗，西医没有查出什么明显的病症。中医诊断有说寒，有说热，多年治疗效果都不好，原来的病症还是交替反复发作。无奈何，领导派一名同志护送我来京求医治病。体弱多病加上长途坐车，累得我已卧床休息半月多。前天一位同乡来看望我，送来一份1981 年《工人日报》有关您的医术和高尚医德的介绍，阅后我们都喜出望外，盼您能在百忙中抽出一点时间给我诊治一下病。请谅解，恭候佳音。

　　此致
崇高敬礼

患者吴某
1983 年 11 月 3 日

现病史：患病已六年，月经提前，腰酸痛，少腹疼，下肢冷，虚汗多，经后小腹疼剧，赤白带下，身倦乏力头晕，耳鸣，两目干涩，口鼻干疼，口苦，多食善饥，动则身热，口渴，外阴灼热，多梦易醒，常感周身发胀。

处方：桑椹 20g，珍珠母 30g，枸杞子 10g，当归 10g，女贞子 20g，菟丝子 20g，菊花 10g，桑寄生 25g，龙胆草炭 6g，泽泻 10g，茯苓 15g，车前子 10g（包煎），延胡索 10g，炒川楝子 12g，白芍 12g。10~20 剂。

王鸿士
1983 年 11 月 10 日

【**思路解析**】本案患者为一年轻女性，病程较长，表现主要为经行腹痛、月经先期，伴随腰酸痛、少腹疼、下肢冷、虚汗多、赤白带下、身倦乏力、头晕、耳鸣、两目干涩、口鼻干疼、口苦、多食善饥、动则身热、口渴、外阴灼热、多梦易醒、常感周身发胀，当属中医学"经行腹痛"的范畴。观其临床表现，其病机在于肝肾亏损，阴虚火旺，血少气衰。气血运行不畅，导致瘀血滞留不去，发为月经先期、经行腹痛；气血不足，心神失养，发为失眠多梦。临床表现虽多，总以肝肾虚损、虚火上炎为本，治疗以养肝肾、疏肝气、清浮火为治疗大法。方中桑椹、枸杞子、女贞子养肝肾之阴；桑寄生、菟丝子养肝肾之阳，亦有阳中求阴之意，五药合用，滋水涵木，平补肝肾之阴阳；菊花、龙胆草炭、炒川楝子、车前子、泽泻疏泄肝经之浮火；珍珠母安神定惊，平肝潜阳；茯苓健脾宁心；白芍、当归、延胡索养血活血以止痛。本方养肝肾、宁心神、疏肝气、清浮火，为疏养结合、标本兼治之法，体现了王老调肝脾肾、重肝肾之本治疗妇科疾病的学术思想。

十一、硬皮病

医案1

王鸿士教授您好：

我阅了《工人日报》8月7日访王鸿士教授"辨证施治，用当通神"的文章，说这八个字能够治一些疑难病。更为可贵的是王鸿士教授为人民服务的精神。今天我来信请教授同志为我小孩治病，请您在百忙之中抽点时间阅阅。特此感谢。

我有一个男孩，今年10岁，六年前发现左眉梢颞颥部有一色斑，约指顶大，后逐渐向左额角上发展，颜色变深，皮肤变硬，好似长疤后留下的疤结。近两年来皮损继续向上越过发迹到前顶及后顶侧缘，损害中央萎缩色减，眉梢尾的皮肤光滑较硬，有时显得较粗糙，干燥时就有少许鳞屑，不痛，有痒的感觉。为此病我们去武汉求医，首先我们到省中医学院皮肤科，结论是线状硬皮病；又到武汉医学院第一附属医院皮肤科，结论为偏侧萎缩；最后我们又到武汉市一医院皮肤科，结论是剑劈样萎缩。三个医院三种结论，但三位大夫都说此病顽固，没有很好的治疗方法，而且效果不理想。今来信一是将三个医院结论转告您，供您研究时参考；二是劳神请将诊断的结果及治疗方法告诉我们，以便及时给小孩治疗。我们诚恳希望您在百忙之中给一复信。

附：武汉市一医院处方（中药）

莪术10g，三棱10g，桃仁10g，丹参10g，鸡血藤10g，川芎10g，川续断10g，沙参10g，丹参5g。

此致

敬礼

田某

1981 年 8 月 10 日

处方：当归 10g，苍术 10g，地肤子 10g，荆芥 6g，威灵仙 6g，白鲜皮 10g，苦参 10g，生地黄 10g，川芎 6g。10~20 剂。

嘱：此方可试服一阶段，来信所谈三医院诊断有所不同，由于不够典型，故不好确诊。再者可用煎过的药渣再放些水煎，洗患处。

王鸿士

1981 年 10 月 11 日

【**思路解析**】硬皮病是一种自身免疫性疾病，是以局限性或弥漫性皮肤及内脏结缔组织纤维化或硬化，最后发生萎缩为特征的疾病。该病病因未明，可能与遗传、环境因素或感染导致的免疫系统激活、微血管功能障碍、胶原增生有关，根据受累范围、程度、病程，临床上分为局限性硬皮病和系统性硬皮病，属于中医"皮痹"的范畴。本病多因正气不足，卫外不固，风寒湿邪侵袭肌肤，痹阻经络，气血运行不畅，肌肤失养所致。中医认为本病的病因与风、寒、湿三邪有密切关系，由于素体气血虚弱，卫外不固，腠理不密，风寒湿邪乘虚而入，客于肌肤经络之间，致营卫不和，气血凝滞成痹，皮肤失荣受损而形成本病，故以养血活血、祛风除湿为本病的基本治法。本案患者皮损中央萎缩色减，皮肤光滑而硬，有时较为干燥，伴有少许鳞屑、瘙痒，为皮肤营卫气血不足，皮失所养，风湿之邪痹阻皮肤，发为皮痹，治疗以养血活血、散风祛湿止痒为法。方中当归、生地黄、川芎养血活血，取"治风先治血，血行风自灭"之意；苦参、苍术、地肤子、荆芥、白鲜皮、威灵仙清热燥湿、理血通络、祛风止痒。本案体现了王老养血活血、清热燥湿、祛风止痒治疗皮肤病的学术思想。

医案2

敬爱的王鸿士副教授您好：

我们夫妇怀着十分崇敬的心情，反复几次读了《工人日报》刊登的关于您"辨证施治，用当通神"的报道，深为您用当通神的医疗技术而感动，祖国医学有了您老人家这样的现代华佗，祖国感到骄傲，我们感到自豪。

我们是祖国西南边疆的云南省人。1977年结婚，1978年生一女孩。1979年响应国家计划生育的号召，领了独生子女证。家庭里有了这么个小生命后，增添了不少欢乐，但美中不足的是，女儿今年5月去省第一人民医院做活体组织检查确为局限性硬皮病。因此，为这又使全家人常常心神不宁。

1981年5月14日病理诊断结果如下：送检皮肤组织示表皮变薄，真皮内胶原纤维增多和肿胀，伴有均质性改变，血管壁增厚及内皮细胞略增生、肿大，血管周围及真皮上层少许淋巴细胞浸润，上述病变基本符合局限性硬皮病（中期）改变。

病史：孩子在半岁时，给她洗澡时发现右大腿上有一小块皮肤变硬，皮肤颜色比一般的稍深一点，当时面积约3cm×4cm。去医院看了几次，当地医生也说不出个所以然，连他们自己都说，这么多年来还是头一次遇到这种情况，他们认为可能不要紧，因此我们也就没有过多放在心上。直到今年以来，觉得皮肤变硬面积增大了，现也有 5cm×15cm 大小，到省第一人民医院就诊，最后他们得出的结论也就是局限性硬皮病。医生建议：服用强的松（泼尼松），每日 3 次，1 次 1 片；中药治疗。自今年 5 月 28 日至今，每天中西药不断。

由于长期服用激素药（强的松），孩子发胖，产生的副作用很严重，所以又重新到省人民医院复诊，医生要我们停服西药，改用中药治疗，现在西药也降到每天 1 次，吃半片。自吃起中药后，每天 3 次，三天两付药，自 5 月底至今从未停过。共吃药 50 多付，效果不显著，情况就是这些。希望您老人家在百忙之中抽出点时间来看一看我们的来信，指点指点，给我们一点建议和治疗方案，能为我们开一个处方更好，早日解除我们的后顾之忧。我们相信为了我们的心血，祖国的花朵的健康成长，您老人家是一定尽力而为的。我们全家等待着那幸福的回音。

祝健康

李某、周某
1981 年 8 月 28 日

现病史：局限性硬皮病（中期）。

处方：茯苓 10g，熟地黄 12g，肉苁蓉 10g，淫羊藿 10g，丹参 10g，苦参 6g，地肤子 10g，菟丝子 10g，威灵仙 6g，何首乌 10g，蛇床子 6g，防风 4g。10~20 剂。

嘱：可试一段时间。

王鸿士
1981 年 9 月 15 日

【思路解析】本案患者为 3 岁女童，半岁时，发现一块皮肤变硬，长期服用激素，身体发胖，而病变不见好转。其先天禀赋不足，加之药物影响，易致肝肾不足，"邪之所凑，其气必虚"，肝肾不足，风湿之邪郁阻于皮肤而发为本病。治疗以益肝肾、活血祛风除湿为主。方中熟地黄、肉苁蓉、淫羊藿、菟丝子、何首乌益肝肾；丹参、茯苓、威灵仙养血活血、健脾除湿；苦参、地肤子、蛇床子、防风祛风除湿止痒。养肝肾、益精血、活血祛风除湿是王老治疗皮肤病的又一法。

医话精选

一、奇病怪症，治靠辨证

我院张某的一位亲属，忽觉舌不知味，酸甜苦辣咸均无感觉，曾去协和医院诊治，医用刺激性很强的试剂检验其舌，均不知。几经检查，难于确诊。医生对家属说：此病仅见两例，究竟为何病，尚难断定。病人痛苦而又求治无方，遂延中医，以求一试。余对此症亦未见过，且其脉、其舌均无明显征候可寻，颇感棘手，因之思及《黄帝内经》曾云，"舌为心之外候"，"心和则舌能知五味矣"，遂辨其病在心经。舌不知味则食欲不佳，食欲不佳，必伤脾胃，故宜心、脾同治，予以开心窍兼顾脾胃之法。服药数十剂，舌之味觉恢复正常，病人高兴，余亦欣喜。此乃辨证之功也。

一男患者，口内疼痛，难以张合，不能进食，西医据 X 光片所示，诊为颌下腺结石。曾手术一次，但不成功。拟再次手术，患者因惧怕手术而求中医诊治。结石一症在胆、在肾者多见，颌下腺结石临床所见很少。西医则手术治疗，中医亦无常法。然观其脉证，乃一派湿痰之象。既有湿痰，当以利湿化痰法为治，其症痛不可耐，恐系湿痰结滞，经络受阻。因之宜行气通络，其病在上，故应引药上行。据此，予以利湿化痰之药，佐以行气通络之品，用桔梗引药上行，以金钱草助化石之力。患者连服十几剂后，忽觉患部牙龈处有物堵塞，以为是食物残渣，故用手剔出，不意竟剔出黄豆大一块结石。石出之后，其症若失，于是患者持结石欣然来告。后来，再经 X 光检查，证实石已排出。此病虽然知其名，但鲜少见到，可谓一奇症。医者绝不可因其奇而束手瞠目，宜详查病情，仔细辨证，只要辨证准确，立法得当，用药贴切，对一些疑难之症是可以解决的。这就需要在辨证论治上下苦功夫。

二、药置轻重，需当讲究

中医临症诊病，理法方药俱当审慎，用药尤须仔细，疗效和遣药得当与否有直接关系。

余早年临症，曾遇一水肿患者，周身患肿已两月，喘而不能平卧，入暮尤甚，纳差，神疲，脉证合参，诊为风水。余与葶苈大枣泻肺汤合麻杏石甘汤为治，连进二剂而无显效。余暗自思忖："辨证无误，方证相合，有效为其必然，然而服药而不应，道理何在？"百思不解，乃请教吾师瞿文楼先生。瞿师听完上述情况后，开口即问：葶苈子用量多少？答曰：一钱。又问：麻黄用量多少？答曰：一分。瞿师听后说道：药虽对证而量不足。当即于原方中改葶苈子为三钱，麻黄一钱。患者服此方后，当晚即可平卧，续服三、四剂后，肿已全消，饮食恢复，遂告痊愈，未见复发，至今依然健在。

又：曾治一痢疾患者，前医以芍药汤为治，不但无效，病情反而加重。延医至余，复视其方，见方中大黄用量为12g，心想，赤痢用芍药汤乃为正治，并无偏差。唯大黄量略重，恐欲速而不达，适得其反，遂将大黄减半，略加焦山楂、焦神曲、焦麦芽以导滞，一剂而应，两剂而愈。

　　由此可见，用药得当与否，对临症疗效有举足轻重的作用。水肿一例，病重而药轻，故而罔效；痢疾一例，虽药量重，但未免太过，故欲速而不达。理、法、方、药并无差错，所差者，药量也。稍一变更，疗效大增，病情立减，足见用药宜细推究，药量加减之间，实应因病而施，不可孟浪草率。

薪火传承

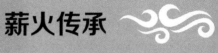

一、孙凤霞医案

医案 1

刘某，女，57 岁。2019 年 2 月 27 日初诊。

现病史：患者乙型肝炎、肝硬化多年，应用核苷类物治疗 10 余年，目前应用恩替卡韦联合替诺福韦抗病毒治疗。10 年前发现肝癌，行介入治疗，术后未见复发。现症见：上腹胀满，胁肋胀闷不适，乏力，善叹息，食欲欠佳，眠差易醒，情志抑郁，大便溏。形体偏瘦，神情抑郁。

辅助检查：肝功能正常；腹部彩超示肝硬化，肝内占位介入治疗术后，脾大 5.9cm×18.8cm。

舌象：舌淡，伴齿痕，苔白。

脉象：沉。

中医诊断：积聚病（肝郁脾虚证）。

西医诊断：原发性肝癌，肝炎肝硬化（代偿期）。

治法：疏肝解郁，健脾益气。

处方：醋柴胡 10g，当归 10g，白芍 10g，郁金 10g，延胡索 10g，川芎 15g，合欢皮 15g，茯神 30g，炒白术 15g，生黄芪 30g，仙鹤草 20g，莲子 15g，炒白扁豆 15g，熟地黄 15g，生地黄 15g，生龙骨 30g。14 剂。每日一剂，水煎温服。

2019 年 3 月 13 日二诊：患者情绪较前好转，腹胀、胁胀明显减轻，仍有乏力，食欲欠佳，眠欠安，大便偏稀。腹部查体（－）。舌淡红，苔白。脉沉。

治法：疏肝解郁，健脾益气。

处方：醋柴胡 10g，当归 10g，白芍 10g，郁金 10g，合欢皮 15g，茯神 30g，炒薏苡仁 30g，炙甘草 6g，炒白术 15g，生黄芪 30g，仙鹤草 30g，莲子 15g，炒白扁豆 15g，熟地黄 15g，生地黄 15g，生龙骨 30g。14 剂。每日一剂，水煎温服。

患者服上方 14 剂后，诸症缓解，予医院自制成药健脾疏肝丸调理。

运用体会：本案运用了王老"郁证"学术思想，王老认为郁证可分为广义的郁证和狭义的郁证。广义的郁证是指包括外感邪气侵入血脉、情志怫郁而内着脏腑，以致气机阻滞，导致血瘀、痰结、食滞、火郁等症者，皆属于郁证的范畴。狭义郁证主要是指情志不舒引起的气机郁结为主要表现的一类病症，是由于情志不舒，脏腑气机郁滞、气血津液运行紊乱而引起的一类病症的总称。本案患者即典型的气郁伴有情志抑郁，患者有乙肝、肝硬化病史多年，肝络不通，疏泄功能障碍，邪阻气机日久而成气郁，且患者病程漫长，迁延不愈，心理负担较重，而致情志抑郁。王老特别重视气郁在郁证中发病的作用，认为"宣通郁闭，疏调气机"是治疗许多疾病应该遵循的一个基本原则，并由此形成了他"着眼郁证，注重调气"的独特治疗思想。调气又以疏肝理气为基础，郁久化火者当佐清法，气逆者需降气，兼有虚证者宜加补法。该患者除有胸闷胁胀、情致抑郁、善叹息等气郁表现之外，还兼有纳差、乏力、腹胀等脾气虚的表现，为肝木郁滞不能疏导脾土之故。故处方以逍遥散为基础疏肝健脾，柴胡、郁金、延胡索、合欢皮疏肝理气解郁，当归、白芍养血柔肝，炒白术、莲子、白扁豆、黄芪等健脾益气，生地黄、熟地黄柔肝养阴，配合生龙骨亦有安神助眠之功。

本例乙型肝炎、肝硬化、肝癌术后患者,肝郁气滞、脾胃虚弱,其治疗以王老的郁证学术思想为指导,以疏肝理气为治疗根本,兼以补脾益气、安神助眠以改善患者症状,协同全面治疗,疗效斐然。

医案 2

张某，女，46 岁。2019 年 3 月 13 日初诊。

现病史：患者慢性乙型病毒性肝炎病史多年，乙肝五项长期小三阳，肝功能长期正常，未用抗病毒治疗。现症见：胁肋胀闷不适，时有胁肋窜痛，口干口苦，时有泛酸，咽中有异物感，善叹息，食欲差，睡眠差，急躁易怒，大便偏干。

体格检查：形体正常，腹部软，肝脾未触及。

辅助检查：肝功能正常，HBV-DNA（-）；腹部彩超示肝胆脾未见异常。

舌象：舌红，苔黄腻。

脉象：弦数。

中医诊断：胁胀（肝郁化热，肝胃不和证）。

西医诊断：慢性乙型病毒性肝炎。

治法：疏肝解郁，清热和胃。

处方：醋柴胡 10g，当归 10g，白芍 10g，郁金 10g，合欢皮 15g，合欢花 15g，法半夏 9g，厚朴 10g，茯苓 15g，苏梗 10g，醋香附 10g，延胡索 10g，黄芩 10g，旋覆花 10g（包煎），赭石 20g（先煎），娑罗子 10g。14 剂。每日一剂，水煎温服。

患者服上方 14 剂后诸症缓解，予健脾疏肝丸善后。

运用体会：本案患者乙型肝炎病情稳定，属于乙型肝炎病毒携带状态，肝功能正常，病毒定量阴性，但由于患者缺乏对疾病的认识，认为出现的不适症状与乙型肝炎相关，时常焦虑抑郁。王老特别重视情志在郁证发病过程中的作用。《黄帝内经》首先把情志不畅作为郁证发病的原因之一，如《素问·阴阳应象大论》说："人有五脏化五气，以生喜怒悲忧恐。"一旦情志不遂，太过与不及，皆可引起五脏气机壅滞，升降失常。该患者因长期情志不畅，而致肝气郁滞，故见胁肋窜痛，胸闷不适等症。肝郁日久，郁而化热，横逆犯胃，故见口干口苦，泛酸。胃气不降，滞于咽喉，故见咽中异物感。王老认为郁症的治疗首重调气，在疏肝调气的基础上，兼气虚者理气补气，郁久化火者当佐清法，气逆者需降气。故处方上仍以柴胡、郁金、合欢花、合欢皮疏肝解郁，当归、白芍养血柔肝为基础。针对患者肝郁化热、肝胃不和的病机，则合用半夏厚朴汤、旋覆代赭汤降逆和胃。方中特别加入娑罗子一药，该药疏肝理气，和胃降逆止痛，对于肝气郁结，横逆犯胃的患者有特效。在药物治疗的同时，向患者普及乙肝相关知识，使患者对自身病情有正确的认识，以解除患者的心理负担，收到了事半功倍之效。

二、戚团结医案

医案1

陈某，男，45岁。2014年4月16日初诊。

现病史：患者既往有慢性乙型病毒性肝炎病史20余年，于2014年3月，出现脘腹胀满，乏力，尿少，胸部憋闷满，时有呕吐，大便时干时溏，经某院检查确诊为"肝硬化腹水"。经治疗未见明显好转，近2周来患者脘腹胀满加重，近二日不进饮食，呼吸困难，喘憋不能平卧，于4月16日来我科治疗。现症见：精神萎弱，不思饮食，乏力，时有咳喘，大便不畅，小便量少。舌质暗红，苔白腻，脉细滑。

X线检查：右侧第Ⅲ肋以下有均匀密度增高的阴影，心脏左移，符合胸腔积液诊断。

肝功能：HBsAg（＋），HBsAg（＋），HBcAb（＋），HBV-DNA1.64×10^{6}cps/ml，谷丙转氨酶482.5U/L，谷草转氨酶82.1U/L。

腹部B超：肝脏回声粗糙，脾厚5.6cm，肋下3.5cm。

西医诊断：慢性乙型病毒性肝炎，肝硬化（失代偿期），胸腹腔积液。

中医诊断：臌胀，喘证。

中医辨证：脾虚湿蕴，水饮凌肺。

治法：宣肺降气，健脾利水。

处方：生黄芪 30，炒白术 15，麻黄 5g，炒葶苈子 10g，桑白皮 15g，生石膏 15g，猪苓 15g，茯苓 20g，泽泻 10g，车前子 15g（包煎），青皮 10g，陈皮 10g，党参 10g，泽兰 20g。7 剂。

患者服药 7 剂后，腹胀胸满减轻，食纳见增，腹围见小，恐寒凉伤胃，上方去生石膏，又加防己 10g、杏仁 10g、椒目 6g、赤小豆 10g，以增强宣肺利尿之功。服上方 1 个月后，二便通利，胸闷胀满已除，胸腔积液征已不明显，患者精神改善，肝功能复查各项均恢复正常，遂减麻黄、防己、椒目等，加阿胶养血护阴。拟方如下：生黄芪 20g，党参 10g，阿胶 10g，杏仁 10g，炒葶苈子 10g，桑白皮 10g，茯苓 15g，猪苓 10g，泽泻 10g，通草 3g，赤小豆 15g，车前子 10g（包煎），陈皮 10g，厚朴 10g。又服药 2 周后诸症俱已获减，去车前子、厚朴、赤小豆等，加牡丹皮 10g、生地黄 15g，以滋阴凉血，防诸药伤阴动血之弊。上药服用 2 周后患者病情稳定，胸腹腔积液未再出现，改用健脾益气养肝法巩固疗效。方如下：生黄芪 15g，党参 10g，厚朴 6g，青皮 6g，陈皮 6g，焦白术 10g，木香 6g，大腹皮 10g，槟榔 10g，当归 10g，鳖甲 15g，茯苓 10g，牡丹皮 10g，阿胶珠 15g，女贞子 12g，白芍 15g。同年年底复诊，患者饮食如常，胸腹腔积液未再复发，肝功能试验正常，病情稳定，拟予间歇服药调治以利巩固疗效。

运用体会：本例患者反映了王老"提壶揭盖"治疗肝硬化腹水的学术思想。本例患者中医证型属脾虚湿盛、壅阻中焦，水气上犯肺气闭塞所致，其属本虚标实之证。急则治其标，方用麻黄、杏仁、葶苈子、桑白皮开肺利水，以治水之上源；生黄芪、党参、茯苓、泽泻、猪苓、车前子、防己、椒目、赤小豆等健脾益气利水，以绝邪水生成之源；青皮、陈皮、厚朴行气消胀以助疏通中焦气机，乃使胸腹水得以消退。待病邪消退，缓则治其本，之后继用补气健脾养肝和血法调治，故获得病情稳定之效。

医案 2

张某，男，53 岁。2013 年 4 月 22 日初诊。

现病史：患者既往有慢性乙型肝炎病史 20 余年，未经系统治疗，于 2012 年 10 月，与他人生气后，感脘堵腹胀、两胁刺痛、食欲不振、便溏乏力、时而低热。查血常规：WBC4.35×10^9/L，PLT41×10^9/L。肝功能检查：ALT396U/L，AST178U/L。肝脏 B超：脾厚 5.6cm，肝脏回声粗糙，伴多发肝硬化结节，边缘不整，提示肝硬化、脾大。电子胃镜提示：食道胃底静脉曲张。近一月来，患者恶心，纳差，明显消瘦，乏力，尿色如茶，大便泄泻，黄疸，皮肤瘀斑较多，下肢尤甚。就诊时症见：疲乏无力，腰痛腿软，脘胁痛，恶心纳言，腹胀便溏，小便黄而少，齿衄，时有皮下瘀斑，夜寐不实。舌暗红苔白腻，脉弦细。

实验室检查：ALT810U/L，AST265U/L，STB84μmol/L，CB46μmol/L，HBsAg（＋），HBeAg（＋），HBcAb（＋），HBV-DNA1.64×10^{6}copies/ml。

西医诊断：肝炎后肝硬化（代偿期），门静脉高压，脾功能亢进。

中医诊断：臌胀（肝肾不足，气滞血瘀，湿热余邪未尽）。

治法：育阴软坚，活血化瘀，佐以理脾祛湿。

处方：女贞子 20g，枸杞子 20g，鳖甲 15g，红花 10g，三棱 10g，马鞭草 15g，党参 20g，炒白术 15g，黄精 15g，鸡血藤 20g，桑寄生 20g，狗脊 15g，续断 20g，刘寄奴 15g。14 剂

　　患者服上方 2 周后上述症状均有所减轻，纳食明显好转，但有腰痛腿软，上方去红花、三棱、刘寄奴，加木瓜 15g、炒杜仲 15g。两月后复查肝功能：ALT126.4U/L，AST78.5U/L，STB24.3μmol/L，CB16.3μmol/L。患者仍有齿衄、皮下瘀斑，加茵陈 20g、板蓝根 15g、牡丹皮 15g、丹参 15g、泽兰 20g、水红花子 15g 等。该方将息治疗 2 年，临床症状及实验室检查均明显改善。

　　运用体会：患者湿热疫毒之邪久羁，势必导致肝肾阴液耗伤，脾胃虚弱，肝失所养，导致肝肾阴虚，出现两胁刺痛、食欲不振、便溏乏力、时而低热。故用滋补肝肾之品，女贞子、枸杞子、黄精、桑寄生、狗脊、续断、刘寄奴以养肝肾之阴，同时加入咸寒之品兼补肝肾之阴，使邪热不易侵犯下焦，此即王老"务先安未受邪之地"之意。患者为肝炎后肝硬化、门静脉高压、脾功能亢进、食道静脉曲张，有疲乏无力、腰痛腿软、胁痛等肝肾不足，气滞血瘀表现，王老多选用鳖甲、红花、三棱、丹参、泽兰、水红花子以达育阴软坚、活血化瘀之目的，这反映了王老辨病与辨证相结合的学术思想。脾胃为后天之本，生化气血之源，脾胃虚弱可导致五脏精气亏损。湿热缠绵，劳倦伤脾致使脾胃损伤，故选用党参、炒白术、黄精以养脾胃，以绝痰瘀化生之源，总之本方体现了王老标本同治、以治本为主的学术思想。

三、李杰医案

医案 1

王某，女，40 岁。2019 年 2 月 15 日初诊。

现病史：胁痛 1 个月，患者一月前因情绪激动出现胁肋部疼痛，以闷胀痛为主，劳累及生气后加重，现纳食欠佳，胃胀，乏力，小便黄，大便稀，睡眠差。

体格检查：形体偏胖，面色萎黄，体重 64kg，身高 161cm。舌质暗红，舌体胖大伴齿痕，苔黄腻，脉沉弦。

辅助检查：肝脏弹性测定（E）5.3Kpa，CAP301dB/m，肝功能（﹣），TG2.9mmol/L；腹部 B 超示脂肪肝。

中医诊断：胁痛（肝郁血瘀，肝胆湿热证）。

西医诊断：脂肪肝。

治法：疏肝解郁，化湿清热。

处方：醋柴胡 10g，醋香附 6g，川芎 6g，延胡索 10g，白芍 10g，炙甘草 10g，陈皮 10g，枳壳 10g，姜半夏 6g，炒薏苡仁 30g，黄芩 10g，炒白术 10g，炒山药 10g，莲子 10g，砂仁 3g（后下），厚朴 10g，生黄芪 30g，蒲公英 20g，茯苓 10g，百合 10g。7 剂。每日一剂，水煎温服。

2019 年 3 月 1 日二诊：患者服药后胁痛明显好转，纳可，口干，乏力，困倦，头晕，头胀，胃胀，小便黄，大便稀日 1 次，睡眠差。舌质暗，体胖大伴齿痕，苔黄厚腻，脉沉。

处方：生黄芪30g，醋香附6g，党参10g，茯苓10g，白芍10g，炙甘草10g，陈皮10g，枳壳10g，姜半夏6g，黄芩10g，炒白术10g，莲子10g，砂仁3g（后下），厚朴10g，蒲公英20g，生薏苡仁15g，苦杏仁6g，化橘红10g，白豆蔻6g（后下），炒酸枣仁15g。7剂。每日一剂，水煎温服。

运用体会：本例患者的诊治，笔者运用了王老"肝和"学术思想，王老认为肝病之治疗其法多端，但不外乎"平其亢""补其衰""疏其郁"三法，根本目的在于以求"肝和"。肝脏体阴而用阳，其体为阴，故阳邪侵袭易阴液受灼而致其衰，其用为阳，七情之伤，易致其阳亢，故"平亢""补衰"之法常用。但王老强调"疏郁"之法应贯穿在"平亢""补衰"之中，治疗时一要分清肝之衰亢，二要常以疏肝为枢机。疏肝理气、疏调脾胃为"疏郁"之常用大法。柴胡、枳壳、青皮、陈皮、香附、郁金、木香、砂仁、川楝子等理气药为常用的臣佐之药。在肝病治疗中适当使用理气药物，有助于肝主疏泄功能的恢复，有助于主流药物疗效的提高，以至于达到"肝和"。

本例胁痛并脂肪肝患者，肝郁血瘀、脾胃虚弱为本，湿热中阻为标，其治疗以王老的和肝法为契机，从改善患者的症状入手，从而进一步由标至本，全面治疗，以求根治，疗效斐然。

医案2

张某，女，52岁。2018年8月20日初诊。

现病史：患者慢性胃炎病史10余年，长期情志抑郁，近1月生气后出现胁痛，胃脘不适，呃逆，反酸烧心，乏力，二便可，眠差。形体偏瘦，舌质暗，齿痕舌，苔白，脉弦。

辅助检查：胃镜示慢性萎缩性胃炎；B超示肝囊肿，胆囊结石。

中医诊断：胁痛（肝郁脾虚证）。

西医诊断：胆管结石，肝囊肿。

治法：疏肝健脾。

处方：醋柴胡 10g，香附 6g，川芎 6g，延胡索 10g，白芍 10g，炙甘草 10g，旋覆花 10g（包煎），煅赭石 10g（先煎），苦杏仁 6g，化橘红 10g，丹参 10g，泽兰 15g，党参 10g，茯苓 10g，炒白术 10g，炒酸枣仁 20g。14 剂。每日一剂，水煎温服。配合穴位贴敷治疗。

2018 年 9 月 3 日二诊：患者情志较前舒畅，胁痛明显好转，偶有胃脘不适，反酸烧心，呃逆好转，二便可，睡眠差。舌质暗，齿痕舌，苔白，脉弦。

处方：醋柴胡 10g，香附 6g，川芎 6g，延胡索 10g，白芍 10g，炙甘草 10g，旋覆花 10g（包煎），煅赭石 10g（先煎），苦杏仁 6g，化橘红 10g，丹参 10g，泽兰 15g，党参 10g，炒白术 10g，炒酸枣仁 20g，茯神 10g，莲子 10g，百合 10g，黄芩 10g。14 剂。每日一剂，水煎温服。

运用体会：本例患者的诊治，笔者运用了王老"肝和"学术思想。肝主气机疏泄，一有怫郁，百病生焉。肝脏体阴而用阳，其体为阴，患者长期情志抑郁，肝气郁滞，气郁则血滞，气滞血瘀，肝络不通，则可出现胁肋痛；肝气横犯脾胃，胃气上逆，则会呃逆；脾胃为后天之本，脾胃受损，则会乏力、腹胀、睡眠差。笔者运用王老和肝法治疗本例胁痛并慢性胃炎患者，疏通肝络，理其气血，降肝胃之逆气，健脾和胃，安神解郁。方药中以柴胡疏肝散为底，辅以香砂六君子汤化湿健益脾胃。方中旋覆花、赭石合用降逆肝胃之气机；柴胡、黄芩配伍升清解郁而疏木、清解郁热；党参与炒白术合用扶助脾胃，健运中州；丹参、泽兰伍用活血化瘀，通肝经络；杏仁、橘红配伍化痰理气；川芎与延胡索合用活血化瘀通络；芍药、甘草合用为芍药甘草汤，具有酸甘化阴，调和肝脾，有柔筋止痛之效；酸枣仁、茯神配伍养肝健脾安神；莲子、百合合用健脾解郁安神，诸药合用，调理肝脾胃，平和气血阴阳。

笔者通过1月余的调理用药，同时以语言舒畅患者情志，秉承王老"诸法合用，以致肝和"的学术思想，使患者达到"肝和"而诸症皆减，后继续巩固疗效治疗三月余而患者痊愈。

四、孙宁宁医案

医案1

李某，女，61岁。2019年2月28日初诊。

主诉：间断两胁肋胀3年余。

现病史：患者3年来间断出现两胁肋胀，夜间明显，间断应用中药汤剂治疗可稍好转。现症见：两胁肋胀痛，嗳气，时有腹胀，口干口苦，耳鸣，纳食一般，睡眠可，大便时干时稀，小便调。舌红，苔白，脉沉细。

中医诊断：胁痛（肝郁气滞，肝胃不和证）。

处方：醋柴胡10g，醋香附6g，川芎10g，延胡索10g，白芍15g，炙甘草10g，川楝子6g，苏梗10g，旋覆花10g（包煎），煅赭石15g（先煎），黄芩10g，黄连6g，麦芽15g，吴茱萸3g，枳壳10g，茯苓15g，陈皮10g。7剂。每日一剂，水煎温服。

2019年3月6日二诊：现症见两胁肋胀痛较前好转，时有嗳气，腹胀好转，口干口苦，口腔溃疡，耳鸣，双目胀，纳食一般，眠可，二便调。舌红，苔微黄，脉沉细弦。辅助检查：肝功、甲胎蛋白、血常规基本正常；腹部超声示肝内实性结节，血管瘤（？），肝囊肿。

处方：醋柴胡10g，醋香附10g，川芎10g，延胡索10g，白芍15g，生甘草10g，川楝子6g，苏梗10g，旋覆花10g（包煎），煅赭石 15g（先煎），黄芩 10g，生知母 10g，焦山楂 30g，焦神曲 30g，焦麦芽 30g，熊胆粉 0.1g（冲服），枳壳 10g，茯苓 15g，陈皮 10g，麦冬 15g，五味子 10g，生地黄 10g。7 剂。每日一剂，水煎温服。

上方服用 7 剂后，患者无胁肋胀痛、腹胀、嗳气等症状，仍夜间口干口苦，双目胀，在前方基础上根据患者症状酌情加减继续服药巩固。

运用体会：本案是对王老治疗郁证的学术思想的运用。王老认为气郁是郁证发生的最基本机制，气郁为诸病之始，日久又可变生他证。王老特别重视气郁在郁证中发病的作用，认为"宣通郁闭、疏调气机"是治疗许多疾病应该遵循的一个基本原则，并由此形成了"着眼郁证，注重调气"的独特治疗思想。本案患者的病证属王老所认为的狭义的郁证范畴，王老认为狭义的郁证主要是指以情志不舒引起的气机郁结为主要表现的一类病证，多表现为烦躁不安、心情抑郁、胁肋胀痛、食欲缺乏、二便失调、头昏眩晕等。该患者以两胁肋胀为主症，胁肋为肝经走行所过之处，肝气郁滞，气滞不通，则表现为两胁肋胀等症状。故治疗以疏肝理气解郁为法，方以柴胡疏肝散加减。患者同时有腹胀、嗳气等症状，此为肝胃不和之表现，故于方中加用旋覆花、煅赭石以和胃降逆，体现了王老"着眼郁证，注重调气"的治疗思想。

医案 2

赵某，女，58 岁。2019 年 3 月 6 日初诊。

现病史：患者脂肪肝、胆囊结石、反流性食管炎病史多年。现症见：右胁肋疼痛，时窜及后背，生气后明显，双目胀，睡眠差，乏力,偶有晨起口苦,纳食一般,二便调,舌暗红,苔白腻,脉滑。

中医诊断:胁痛(肝郁气滞证)。

西医诊断:脂肪肝,胆囊结石,反流性食管炎。

方药:醋柴胡 10g,白芍 15g,醋香附 10g,川芎 10g,金钱草 15g,延胡索 10g,川楝子 6g,苏梗 10g,茯神 30g,合欢花 10g,梅花 10g,生龙骨 15g,炙甘草 6g,炒酸枣仁 20g,陈皮 10g,姜半夏 9g,麦芽 15g。7 剂。每日一剂,水煎温服。

2019 年 3 月 15 日二诊:患者服用上方 7 剂后,右胁肋疼痛、乏力、口苦等诸症较前好转,睡眠好转,纳可,二便调。继以上方为基础,去川楝子、合欢花,加赤芍、当归等活血药物以气血同调。

运用体会:本案运用的是王老治疗郁证及气血辨证的学术思想。本案患者以右胁肋疼痛为主症,且疼痛与情绪有相关性,生气后明显,为情志不遂所致郁证之表现。故在治疗上以调气为法则,用药以疏通为主。选方用药以疏肝理气解郁为主,如醋柴胡、白芍、香附、川芎、川楝子、苏梗、梅花等,并根据患者其他症状辨证加减。同时,王老在治疗肝病时注重气血辨证,认为气血的变化与整个疾病的发生、发展和转归都有着密切的联系。因此本案患者复诊时,在疏肝理气之法的基础上,又加用了赤芍、当归等活血药物,以调理气血。同时嘱患者注意调畅情志,避免情绪太过波动,既不可大怒,亦不可郁怒寡欢,配合情志疗法可增加疗效。

五、袁梦医案

医案 1

栗某,男,63 岁。2014 年 5 月 27 日初诊。

现病史:乙肝病毒感染 30 余年,自诉肝功能正常,病毒含量不高,因便秘间断服用中草药多年,效不显。现症见:大便不畅,2~3 日一行,伴腹胀,急躁易怒,纳眠可,小便黄。

体格检查:形体偏胖,未见黄疸、肝掌、蜘蛛痣等慢性肝病体征。舌淡,伴齿痕,苔白。脉滑。

辅助检查:HBV–DNA < 100IU/ml,HbsAg(+),HbeAb(+),HbcAb(+),肝功能、甲胎蛋白正常;腹部超声示脂肪肝,肝多发囊肿,胆囊旁偏低回声区,低脂区可能性大,胆囊壁毛糙。

西医诊断:慢性乙型肝炎,脂肪肝。

中医诊断:肝瘟病(肝郁脾虚证)。

治法:疏肝解郁,健脾益气

处方:醋柴胡 15g,郁金 10g,香附 10g,牡丹皮 10g,炒白术 15g,茯苓 10g,清半夏 9g,党参 15g,陈皮 10g,白芍 10g,赤芍 10g,肉苁蓉 15g,厚朴 10g,山药 15g,生薏苡仁 30g,决明子 15g,绞股蓝 10g,枳壳 10g,茵陈 15g,炒栀子 10g。14 剂。水煎服。

2014 年 7 月 3 日二诊:患者药后大便通畅,仍时有腹胀,排气则舒，纳可眠佳，小便黄。舌淡苔白，边有齿痕，脉沉弦。

处方：醋柴胡 15g，郁金 10g，香附 10g，当归 10g，炒白术 15g，白豆蔻 10g，车前子 15g（包煎），青皮 10g，陈皮 10g，白芍 10g，木香 10g，肉苁蓉 15g，厚朴 10g，山药 15g，生薏苡仁 30g，决明子 15g，绞股蓝 10g，枳壳 10g，焦槟榔 15g，熟大黄 5g。14 剂。水煎服。

患者继服十四剂后复诊诸症减轻，无腹胀、便秘等症，继以前方为基础加减化裁三个月改为口服健脾疏肝丸、亮菌口服液调理。

运用体会：本病案运用了王老治疗慢性肝炎"扶正祛邪，注重调气"的学术主张及经验。王老认为，慢性肝炎患者病情较急性肝炎更为复杂，湿热之邪虽为引起疾病的外因，但正气虚弱才是内在因素。《黄帝内经》曰，"邪之所凑，其气必虚"，强调了正气虚弱在发病过程中的重要性。王老认为慢性肝炎的正气虚弱主要指肝、脾、肾三脏虚损和气血失调两方面。该患者患病数十年，正气已虚，邪气不盛，以腹胀、便秘等脾胃功能失调症状为主要表现，兼有急躁易怒、小便黄等肝郁化火症状，结合舌脉，考虑该患者为肝气郁滞，肝郁化火，横克脾土，脾胃虚弱，气机失调，证属肝郁脾虚证，治疗以疏肝理气，健脾益气。因此处方时以柴胡、郁金、香附、木香、青皮、陈皮、厚朴、槟榔等疏肝理气，畅通三焦气机，气顺火自降；白术、白豆蔻、山药、党参等健脾益气，扶正以祛邪；肝郁日久而化火，稍加炒栀子、决明子等清肝火。王老认为慢性肝炎病邪已不是疾病主要矛盾，但仍然不可忽略残存之湿热之邪，必须彻底清除之，且慢性肝病之湿热之毒往往以入血分，因此祛邪之法常用利水通便解毒、清热凉血解毒等，因此以茯苓、生薏苡仁、茵陈清热利湿解毒，共奏祛邪之功，但患者邪气不盛，因此和一众健脾疏肝理气药相比，药味和用量均不多。

本例患者的治疗在王老治疗慢性肝炎患者时所主张的祛邪扶正，重视调畅气机的学术观点指导下，疏肝理气、健脾益气，兼以祛邪，收效显著。

医案 2

潘某，男，65 岁。2019 年 1 月 19 日初诊。

主诉：尿少伴下肢水肿 2 月。

现病史：丙肝病毒感染 9 余年，肝硬化 4 年，2015 年行脾脏切除术。2 月前患者因劳累后出现尿少伴双下肢水肿，就诊于北大医院诊为丙型肝炎肝硬化、腹水，予对症治疗，效不显。1 月 14 日复查腹部超声提示中量腹水，最深处 4.5cm，予口服利尿剂治疗。现症见腹胀，尿少，乏力，腰痛，大便尚调，舌红苔白花剥，脉弦滑。

体格检查：无黄疸，腹部微膨隆，移动性浊音阳性。

辅助检查：HCV-RNA7.34×10^{6}IU/L，ALT57U/L，AST95U/L，ALB35.2g/L，GGT139U/L，ALP140U/L，STB26.8μmol/L，CB9.1μmol/L，PAB83.5mg/L；腹部超声示肝硬化，脾脏切除术后，胆囊壁增厚，腹水（中量）。

中医诊断：臌胀（水湿内停，脾肾两虚证）。

西医诊断：丙型肝炎，肝硬化（失代偿期），脾切除术后。

治法：利水消肿，健脾益肾。

处方：生黄芪 30g，党参 15g，茯苓 10g，猪苓 10g，冬瓜皮 30g，防己 10g，车前子 15g（包煎），泽泻 10g，苦杏仁 10g，抽葫芦 10g，玄参 10g，女贞子 15g，墨旱莲 15g，垂盆草 15g，北沙参 15g，山茱萸 15g。7 剂。水煎服。

运用体会：肝硬化腹水的治疗，王老主张攻补兼施，攻在于利水，补在于补虚。肝硬化腹水患者常苦于腹水所带来的胀满，腹水不减，胀不得消，因此消除腹水是减轻胀满的关键。王老认为肝硬化腹水者，或有气虚，或有血虚，或气血两虚，因此治疗上不能单纯利水，还应辨别脏腑、气血功能盛衰，健脾利湿或活血利水，特别强调健脾益气在治疗肝硬化腹水中的作用，通过他多年的临床观察发现，无益气药往往利水不能奏效，常用生黄芪、白术等。该例患者慢性起病，病程长，中量腹水伴有乏力、腰痛等症，证属虚实夹杂，治应健脾益肾利水。因此以生黄芪为主药；党参健脾益气，茯苓、猪苓、冬瓜皮、防己、车前子、泽泻、抽葫芦利水；苦杏仁宣畅肺气，取"开鬼门、洁净府"之意；患者舌红苔花剥，恐患病日久，肝肾阴亏，阴虚有热，故稍加北沙参、玄参滋阴增液；女贞子、山茱萸、墨旱莲滋补肝肾；垂盆草于一派补虚之品中清除余邪。全方共奏祛邪扶正、攻补兼施之功。

访谈实录

一、姚淑香

1974 年一个秋高气爽的日子，由时任北京市卫生局局长金茂月主持，在中华医学会礼堂召开的拜师大会上，我有幸正式成为王老的学生。王老治学严谨、重视人才培养和中医经验的传承，毫无保留地把自己积累几十年的经验传授给后人。我在跟随老师学习期间，不但学到了老师的学术思想、临床经验，更学到了老师的品德。他为人正直，严于律己，做事一丝不苟，老师经常告诫我行医重德。比如，出门诊时，自己的亲属熟人一定按顺序就诊，不予任何额外照顾；对病人不分高低贫富，一视同仁；处处为患者着想，经常为患者加号，不能正常下班；为患者处方时，尽量为患者节省，做到少花钱治大病；对于肝硬化腹水的病人，必亲自查体、触诊，测量腹围。身教胜于言教，老师的行动，感染着我。平时老师对我的要求非常严格，有一次，我在门诊为一名女性患者写病历，老师看过后，问我女病人为什么没写月经周期，老师说："女性病人一定要问'经带胎产'，这关乎病人的安全和具体用药。学不厌精，治病救人马虎不得，一定要认真细心"。四十多年过去了，老师的教导一直铭记于心。

我自己的一次患病经历至今难忘，有一天早上起来，感觉双目奇痒难忍，西医诊断为过敏性睑缘炎，用了多种眼药、激素，未效。老师知道后，批评我说："理论要联系实际，学而致用，自己学中医都不付诸实践，怎么能学好中医呢？"老师随即给我开出两种中药，服后症状很快消失，老师说："中医就要辨证施治，用当通神。"在跟随老师学习的日子里，老师精湛的医术一次次让危重症患者起死回生，正是中医药神奇的疗效坚定了我学好中医的信念。

在王老100周年诞辰之际，作为王老的学生，回忆这些与老师共同度过的美好时光，不禁感慨万千！老师不仅教给我高超的医术，他的学术思想和高贵品质，更使我终身受益。老师的治学态度，孜孜不倦的治学精神永远激励着我。王鸿士先生是我永远的恩师，我将永远怀念您。

二、孙凤霞

　　我是 2014 年从北京地坛医院调入北京中医医院肝病科的，因此没有见过王鸿士先生、也从未跟随先生学习，对于王老的了解是从周围同事的讲述及阅读有关王老的书籍获得。从同事那里我了解到王老一生为人低调、治学严谨、勤学不倦，对待学生要求严格，对待学问一丝不苟。肝病界的前辈都很敬佩王老精湛的医术，认为王老不管是对肝病还是对杂病均有独到见解，敢于挑战医学难题。我基本阅读了关于王老的所有书籍，我的专业是肝病，我治疗肝病也深受王老学术思想的影响，尤其是王老的"郁证"学说对我的影响最大。王老认为气郁是"郁证"发生的最基本机理。百病皆生于气，气郁为诸病之始，日久又可变生他证：如气郁日久则化热化火，火邪内遏，发为火郁；或由气及血而致血郁；气郁又可导致水湿潴留而发湿郁；湿聚酿痰而又可导致痰郁；气郁不达则脾土壅滞，痰气郁结，湿浊不化，食滞不消而又易成食郁。因此王老特别重视气郁在"郁证"发病中的作用，认为"宣通郁闭，疏调气机"是治疗许多疾病应该遵循的一个基本原则，并由此形成了他着眼郁证，注重调气的独特治疗思想。因此，在肝病的诊疗中我也非常重视疏肝解郁。另外，我曾经阅读过王老与患者的函诊手稿，有一张处方给我留下深刻印象，那是一位远在山村的肝硬化患者，通过书信请求王老开处方，王老当时在认真阅读患者来信的基础上给患者邮寄了一个处方，在处方的左下角有25个字"未见病人，难以确诊，谨寄此方，请试服，并以当地就近治疗为妥"。短短的25个字，让我看到王老怀"大慈恻隐之心"的同时，对患者更是充满"高度的关爱和责任心"。每次阅读王老与患者的往来信函都深受感动。王老这一代人为中医院肝病科的发展做出重要贡献，他的学术思想影响着一代又一代的后人，他的高尚医德、精湛医术将永远激励着我们做一名无私奉献的医生，全心全意为百姓服务！

三、戚团结

　　王鸿士王老是我们肝病科的老前辈，是我们肝病科乃至于北京中医院创始人之一。很遗憾，在我到中医院工作的时候王老已经去世了，得以了解学习和继承王老临床经验和学术思想，是在 2007 年，北京市中医管理局决定成立"王鸿士名医传承工作室"，我有幸成为工作室的一员，在整理王老临床经验和学术思想的过程中，接触到了大量王老生前亲笔书写的处方、书稿，以及很多王老日常工作的照片，这些都是研究王老临床经验、学术思想以及成功之路的宝贵文物。在整理王老这些处方、书稿文物的过程中，一次次地为王老勤奋刻苦，严谨治学的精神所震撼，一次次地为王老渊博的学识所折服，一次次地为王老视患者为亲人，不顾个人安危，一心救治患者的精诚大医的行为所感动。王老学有渊源，祖辈七世为医，且毕业于北平国医学院，为孔伯华的亲传弟子，后又拜瞿文楼为师，尽得瞿师心传。王老在以后的临床实践中不断的创造和创新，特别是在肝病领域有着丰富的临床经验，形成了独特的治肝学术思想，对我们肝病科的学术研究和学术思想的形成有着深远的影响。我们应该感谢肝病大家王鸿士王老，感谢他老人家为我们肝病科做出的重大贡献，我们应该进一步更好地学习总结，继承和发扬王老的临床经验和学术思想。

四、李杰

　　王老是中医世家，名医传人，是北京中医医院肝病科的创始人之一。王老"勤求古训，博采众方"，治学严谨，经验丰富，擅长肝病的治疗，同时还精于内科、外科、妇科、儿科等多科的疑难杂症。王老善以郁证理论辨治肝病，强调"郁则痹，宣乃通"，认为"郁"为百病之源、诸疾之始，"郁"在肝病的发病过程中尤为重要。王老还擅长于和肝之法，多法运用，以至肝和，除临床上细辨证与症外，还特别重视患者的性格特征及社会家庭环境等，帮助患者解除思想顾虑，树立战胜疾病的信心，往往可收事半功倍之效。同时，王老在临床中也主张中西医结合、辨病与辨证相结合。王老是一个细心体贴、爱护病人、急人之所急、医德高尚的人，他一切为了病人着想，医技高超，是值得我们尊敬的名老中医大家。

五、袁梦

2009 年，还在攻读硕士研究生的我，机缘巧合下来到了北京中医医院肝病门诊跟随王国玮主任出诊学习。在后来的学习中得知，王主任的父亲、王鸿士先生是我院已故名老中医，曾经的中医研究所副所长、内科副主任，是感染科前身——肝病科的缔造者之一。刚刚接触临床不久的我，对于"王老"这位已经作古的老专家还没有太多感性认识，只是知道自己跟诊抄方学习的王主任，是一位名医之后。2011 年，我顺利成为北京中医医院肝病科的一名年轻医师，当时，肝病科是北京中医药薪火传承"3+3"工程项目"王鸿士名家研究室"的依托单位，我也自然而然地参与到了室站建设工作中来，有机会参与整理王老生前留下的文稿、处方，还有一本本用小楷抄录的《经验特效方集》。这些手写资料字迹苍劲有力，让我不禁感慨、钦佩，感慨作为学生的我却没有这样踏实的学习精神，钦佩老一辈中医大家把得一手好脉，也书得一篇篇好字。在这几年的时间里，印象最深的是在 2015~2016 年间，在跟随老师筹备王老的函诊思路解析一书过程中，看到了一百余封上个世纪 80 年代，王老与全国各地病患的书信函诊往来。一封封泛黄的信笺、一张张轻如鸿毛又重于泰山的手写处方，"尊敬的王教授""敬爱的王大夫"一句句亲切的问候……这里有住在偏远山区、因交通不便不能来院就诊的肝硬化患者，有患上"脊髓空洞症"轻生过的农民，有为自己患"局限性硬皮病"女儿求医问药的母亲，有普通工人，也有大学教授，字里行间满是真挚的敬意，更有对得到治病救命良方的殷切希望，每封信结尾处一句句"此致，敬礼"，让许久未有手写书信经历的我为之动容，也不自觉地肃然起敬。每一封来信都附有王老亲笔回复的处方一张，有简要的病情概述，有用药处方，还有一些加上了药物之外的嘱托。例如"未见病人，难以确诊，谨寄此方请试服，并以当地就近治疗为安"，"注意休息，勿过劳多思，忌房事，否则有早期肝硬化之忧"，"此方有血压高或心脏病忌服，服时也请当地中医看看，能吃再服"。那时的王老已过花甲之年，有了一定得学术地位和名望，但从他回信的字里行间不难看出，他老人家依旧十分严谨、谨慎，再看王老的遣方用药，无论是像慢性胃炎、病毒性肝炎这样的常见病，还是局限性硬皮病、脊髓空洞症这样的疑难病、罕见症，几乎没有用到贵细药或者奇药、怪药，更没有大处方，都是一些常见的、朴素的不能再朴素药味，所用处方或为经方加减，或为时方，少则十二味，多则二十余味，却常能获得疗效。这让初入临床不久的我懂得"药不在贵，而在对证"。

为了提高临床疗效，我开始阅读前辈老师们所著的关于王老学术思想和用药经验的书籍，学到的知识与经验不胜枚举，更值得我学习的是王老的治学精神与态度。他经常劝勉后学，多阅读期刊杂志，结合本专业带着问题阅读，以求新知，以求解惑，增长自己之所不能。王老年逾六旬，遇到急危或疑难病症，或疗效不满意时，常去医案、文献中寻找思路和答案；为提高临床疗效，方便医患，致力于有效方剂的筛选，致力于创新注射中药针剂的研发。这与我想象中的名老中医似乎不太一样，但我想也正是这种与时俱进、"学而时习之"的钻研精神，使王老在半个世纪的行医生涯中屡获疗效。他的学术思想时至今日依然保持着旺盛的生命力，依然启发、激励着我辈，珍惜大好的机遇与时光，多临证，勤思考，脚踏实地的学习、钻研，才能不辜负老一辈中医人的殷切期望与谆谆教诲，去帮助更多深受疾病困扰的患者们。

六、孙宁宁

王鸿士先生是北京中医医院肝病科的创始人之一，我之前没有见过王老本人，关于王老的相关信息及学术思想主要是通过科里前辈们的讲述及查阅相关书籍了解到的。王老推崇张仲景"勤求古训，博采众方"的治学精神，自己在临床中也是这么做的，不仅在治疗肝病方面经验丰富，同时还精于内科、外科、妇科、儿科等多科的疑难杂症。在肝病的治疗方面，王老善以郁证理论辨治肝病，强调"郁则痹，宣乃通"，认为"郁"为百病之源、诸疾之始，"郁"在肝病的发病过程中尤为重要。因为气郁则生湿，湿郁则生热，热郁则生痰，痰郁则血不行，血郁则是不消，郁久则可导致积聚、臌胀的发生。王老临床善用、多用理气药，但非妄用，如当用疏肝理气药的同时多配伍白芍、甘草，酸甘化阴、限制理气药的香燥之弊，以疏肝为主，柔肝为辅，主次分明不失疏肝要义。同时，王老在临床中也主张中西医结合、辨病与辨证相结合，既尊重临床体征和化验检查的客观意义，又重视中医的辨病辨证特色，紧抓患者的主证特点，区别对待，具体治疗。通过学习王老的生平事迹，我了解到王老一生治学严谨、勤奋刻苦，学识渊博，为我们肝病科的发展做出了重要的贡献，他的学术思想为我们在临床中诊治肝病也带来了很大的帮助与指导。对于王老的学术思想

我了解的可能还不够透彻，在今后还会继续深入学习、领会
王老的学术思想，并将其传承和发展下去，造福越来越多的
肝病患者。